LES ACTUALITÉS MÉDICALES

Les Traitements des Entérites

Corbeil. — Imprimerie Éd. Crété

LES ACTUALITÉS MÉDICALES

Les Traitements des Entérites

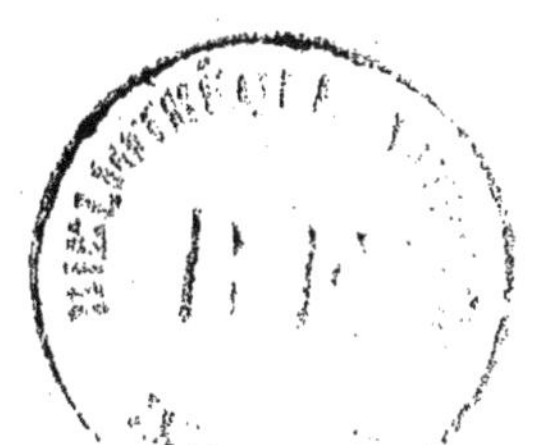

PAR

Le Dr Maurice JOUAUST

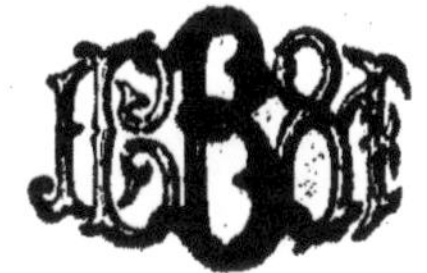

PARIS
LIBRAIRIE J.-B. BAILLIÈRE ET FILS
19, RUE HAUTEFEUILLE, 19

1906

LES TRAITEMENTS DES ENTÉRITES

INTRODUCTION

Malgré de nombreuses publications sur les symptômes et la pathogénie de l'entéro-colite muco-membraneuse, il ne nous semble pas inutile d'aborder à nouveau la question, étant donnée la transformation que subissent actuellement les idées sur la nature de cette maladie.

Notre regretté maître le Dr Soupault devait collaborer avec nous à la rédaction de ce petit volume. Ensemble nous en avions tracé le plan et l'introduction et jeté les grandes lignes; aussi est-ce lui qui nous a inspiré les idées qu'il contient et que nous avons développées tout au long.

La clinique de l'entéro-colite est fermement établie ; l'expression symptomatique en est connue de tous les médecins dans ses divers modes, et il nous paraît superflu de la rappeler ici.

Il est certain que la symptomatologie est très variée, mais ce serait une erreur de croire que chaque type réponde à une cause spéciale ; il serait plus exact de dire que chaque individu réagit à sa manière, quelle que soit l'origine de la manifestation morbide.

Dans ces derniers temps, les idées qui avaient cours autrefois se sont en effet modifiées et l'entérite muco-membraneuse qui constituait alors presque une entité clinique, doit aujourd'hui être regardée simplement comme un syndrome.

Nous désirons, dès le début de ce livre, bien insister sur ce fait qu'on ne saurait plus considérer l'entéro-colite muco-membraneuse comme une entité morbide toujours semblable à elle-même : la production des muco-membranes ne doit pas être envisagée isolément et indépendamment de tous les autres symptômes qui l'accompagnent.

La tendance actuelle de la pathologie est en effet de regarder un tableau clinique, moins comme un tout se suffisant à lui-même que comme un syndrome dont les origines, souvent multiples, demandent dans chaque cas à être dépistées.

Cette notion dominera notre travail et le traitement que nous proposerons en découlera.

Nous donnerons donc une grande importance à la pathogénie, car c'est elle qui, à notre avis, régit toute l'histoire de la maladie.

On faisait graviter autrefois les symptômes autour de l'entéro-colite et, pour des raisons qui variaient suivant leurs auteurs, l'intestin devenait malade et la lésion se créait.

Cette lésion à son tour retentissait sur les organes de voisinage, soit par suite d'un simple phénomène d'ordre mécanique, soit par suite d'un trouble d'origine sécrétoire, soit par des modifications de l'équilibre statique de l'abdomen, soit enfin par suite de l'intervention d'un élément infectieux.

Comme conséquence de cette interprétation, le thérapeute s'attachait à guérir l'infection ; tout son effort se portait sur la disparition du spasme et des muco-membranes et sur la régularisation des selles.

Le résultat était parfois obtenu, mais presque toujours incomplètement. Des récidives ne tardaient pas à se montrer, et, à s'acharner à soigner l'intestin, on n'en arrivait pas moins à laisser s'éterniser une infirmité persistante.

Les autres manifestations pathologiques si souvent associées ont été et sont encore maintes fois reléguées au second plan. — On attendait que l'intestin fût rétabli pour enregistrer leur disparition ; mais comme aucune thérapeutique n'était dirigée contre elles, elles aussi restaient chroniques et contribuaient encore à aggraver la situation.

Aujourd'hui la tendance s'affirme à renverser les rôles : l'entéro-colite, au lieu d'être regardée comme une cause, semble devoir être considérée comme un effet. En relevant les coïncidences morbides, on a vu qu'elles affectent des rapports étroits avec la maladie et que, loin de la déterminer, elles pouvaient bien en être la conséquence.

C'est pourquoi, dans l'espèce, nous avons proposé le terme de *colosuccorrhée* qui indique qu'il y a simplement hypersécrétion intestinale à l'exclusion de tout autre symptôme et les types cliniques, quels qu'ils soient, n'entraînent aucune interprétation pathogénique déterminée.

Nous aurons l'occasion de rappeler fréquemment l'importance bien établie de la Névropathie. Plus récemment on s'est occupé de relever l'existence de lésions abdominales, et nous avons cherché personnellement à en établir la grande importance.

Ainsi donc la lésion abdominale, qui paraissait secondaire, prendrait un rôle prépondérant et deviendrait responsable des troubles intestinaux, les régissant pour ainsi dire.

Les faits expérimentaux d'abord, l'étude approfondie du malade ensuite ont donné à la conception actuelle une base solide et ont permis d'instituer une thérapeutique rationnelle. Cette thérapeutique ne s'adresse plus directement à l'intestin, elle va plus loin et fouille les origines du mal.

Elle n'agit pas tant qu'elle n'est pas arrivée à déceler la lésion primitive, mais cette dernière une fois mise au jour, elle l'attaque franchement.

Quand son action s'est manifestée, on voit les phénomènes entéro-colitiques s'atténuer d'abord, puis disparaître. La guérison est définitive et les récidives ne sont liées qu'à la réapparition de la maladie primaire ou d'une autre affection capable aussi de créer secondairement l'entéro-colite.

Après ce que nous venons de dire, on comprendra que nous nous occupions d'abord des causes de l'entéro-colite : introduction nécessaire à l'étude du traitement.

Nous y mettrons en lumière toutes les origines de la maladie, en rapprochant les données actuelles des conceptions des auteurs qui nous ont précédé.

De plus, nous ne négligerons pas de donner toute leur valeur aux causes prédisposantes d'ordre général et sans lesquelles les lésions abdominales les plus graves et les plus douloureuses ne sont pas susceptibles de créer l'entéro-colite.

Nous voulons parler de cette prédisposition spéciale qu'on rattache à l'arthritisme, mot malheureusement vague, presque indéfinissable, un je ne sais quoi ? pourrait-on dire, qui n'en joue pas moins en pathologie, et en particulier dans l'affection qui nous occupe, un rôle capital.

D'autre part, nous souscrivons sans réserves aux

idées soutenues par beaucoup d'auteurs (Legendre, Barth, etc.) qui considèrent l'influence nerveuse et psychopathique comme primordiale.

Nous envisagerons ensuite les causes occasionnelles. Sans enlever à la constipation la place à laquelle elle a droit, nous ne saurions l'accepter, à l'exemple de notre maître M. Mathieu, comme un facteur exclusif. C'est tout au plus le *primum movens* de la maladie, mais en général, constipation et entéro-colite ne sont que les effets simultanés d'une autre cause. Ne voit-on pas du reste des entéro-colites s'accompagner de diarrhée?

Ce n'est donc pas dans la constipation qu'il faut chercher l'origine du mal, mais bien dans une lésion abdominale quelconque qui tient l'entérite sous sa dépendance. C'est là un point que nous ne faisons qu'indiquer pour donner une idée de l'esprit qui nous a guidé dans notre travail et que nous développerons plus loin dans ses détails.

Cette théorie d'entéro-colite secondaire à une affection abdominale a pour elle la clinique, elle s'appuie en outre sur des faits expérimentaux.

Enfin, l'argument le plus décisif, c'est l'influence bienfaisante du traitement.

La plus grande partie de ce travail aura pour objet de passer en revue les multiples traitements qu'on a déjà opposés à la maladie qui nous intéresse, de manière à dégager celui qui s'applique le mieux à chaque modalité de la maladie.

I. — DIFFÉRENTES PATHOGÉNIES

Il est peu d'affections sur lesquelles on ait plus discuté que sur l'entéro-colite ; nous n'exposerons pas avec détail les anciennes théories, que nous nous bornerons à rappeler en quelques mots.

Avant le siècle dernier, les auteurs s'étaient contentés de constater la coexistence des membranes et de phénomènes d'entérite.

Une des premières théories pour l'expliquer est celle de Williams, pour qui il s'agissait d'une inflammation éruptive de la muqueuse intestinale, « analogue aux granulations que l'on rencontre quelquefois sur le pharynx ou aux ulcères aphteux des gencives et de la face interne des joues ».

Peu après, Siredey reprenait la question à la Société des hôpitaux et invoquait une « trophonévrose sécrétoire ».

Les études de Wannebroucq ont eu plus d'écho. Pour lui, on est en présence d'une inflammation profonde « et interstitielle, susceptible d'aboutir à l'ulcération ». On peut considérer cette théorie, comme une véritable théorie anatomique.

Mais depuis longtemps déjà on ne lui accorde plus aucune créance et l'entérite muco-membraneuse a paru à tous ceux qui l'ont étudiée depuis comme relevant d'un catarrhe superficiel du gros intestin.

Germain Sée expose cette conception dans ses leçons et elle est adoptée par la plupart des médecins de cette époque. Ce n'est pas que des divergences fassent défaut, mais elles portent toutes sur la cause même de la sécrétion intestinale.

On a ainsi été amené à en fixer l'origine dans des troubles gastriques, dans la ptose des organes abdominaux, dans les compressions de l'intestin, dans les lésions utérines ou annexielles, dans l'hystérie et surtout la neurasthénie, enfin même dans l'existence d'une infection locale.

Pour d'autres, c'est au contraire l'atonie intestinale qui est à la base des accidents.

Il est évident que l'entéro-colite existe rarement à l'état isolé et c'est cette constatation qui a permis d'établir toutes les théories trop exclusives que nous allons exposer avec plus de détails.

On a lié les troubles gastriques aux troubles intestinaux et on a voulu conclure que l'entérite muco-membraneuse était toujours due à des phénomènes d'origine gastrique. C'est ainsi que l'on a supposé que le chyme hyperacide entraînait l'hypersécrétion muqueuse au moment de son passage dans l'intestin : c'est notamment Robin et, après lui, Bardet qui insistent sur l'hypersthénie gastrique, cette dernière entraînant la paralysie intestinale et la coprostase ; mais Mathieu, de son côté, a constaté que les symptômes gastriques peuvent très bien revêtir l'allure de l'hyposthénie.

Quoi qu'il en soit, il ne faut pas considérer l'entérite muco-membraneuse comme toujours due à une lésion de l'estomac.

Il ne faut du reste pas davantage considérer les troubles gastriques comme secondaires et les attribuer, comme Germain Sée, au reflux des gaz intestinaux.

Glénard, après avoir eu le mérite de montrer toute l'importance qu'il convient d'accorder aux ptoses viscérales de l'abdomen, a poussé sa théorie plus loin en faisant graviter autour d'elles toute une série de phénomènes, comme dyspepsie, colite, production des muco-membranes, etc.

Bien plus, Glénard rattache le tout à un état primordial qu'il appelle l'*hépatisme* et dont l'entéro-colite arriverait à n'être plus qu'une manifestation.

Les compressions de l'intestin ont été invoquées parce qu'elles peuvent occasionner de la constipation et on a conclu hâtivement qu'une constipation prolongée était la seule cause de la production des muco-membranes.

On ne possède du reste que des observations isolées à l'appui de cette théorie, portant sur la grosseur des fibromes, des kystes de l'ovaire, etc.

La coïncidence d'entéro-colite avec ces tumeurs d'ordre génital nous amène naturellement à parler de la théorie utéro-annexielle.

Plusieurs auteurs, Nonat, Letcheff, ont cru qu'il s'agissait, dans ces cas, d'une infection se propageant de proche en proche.

Dalché a repris la question et a montré qu'il ne s'agirait pas alors de phénomènes simples, mais de faits où se voit une réelle *complexité pathogénique.* Il insiste sur l'importance des poussées fluxionnaires menstruelles, déja signalée par Legendre.

En ce qui concerne l'hystérie et la neurasthénie, elles se rencontrent assez fréquemment associées à l'entéro-colite muco-membraneuse pour qu'il ait paru logique de les considérer comme la cause exclusive de la production muco-membraneuse, et Gilbert Ballet a récemment encore attiré l'attention sur l'association fréquente de l'entéro-colite et de la neurasthénie. C'est la théorie soutenue par

Buttler Mendelson et reprise en partie par Félix Bernard. Dubois, de Berne, l'admet exclusivement et fonde sur elle les principes de son traitement.

L'infection n'est pas non plus sans revendiquer sa part dans la genèse de l'entéro-colite. On a voulu voir dans cette dernière le reste d'une entérite aiguë et on a ainsi créé la théorie infectieuse de la maladie. Actuellement Combe (1) est son principal défenseur.

A vrai dire, en clinique, il est rare que les choses se passent avec une telle netteté ; voyons à cet égard ce que nous apprend l'expérimentation. Beaussenat a pu créer une entérite artificielle par ingestion d'aliments putréfiés. De même, dans les expériences de Félix Bernard.

Nous-même, et c'est le point sur lequel s'étaye avec le plus de solidité notre théorie que nous avons plusieurs fois exposée (2), nous sommes arrivé à obtenir une hypersécrétion glaireuse intestinale par des traumatismes abdominaux divers, mais toujours aseptiques, ce qui prouve bien que l'entérite muco-membraneuse n'est pas à confondre avec une entérite infectieuse.

On voit déjà, par ce que nous venons d'exposer, le nombre considérable de théories qui ont eu la prétention de rendre compte de l'origine de l'entéro-colite muco-membraneuse, dans toutes ses formes et ses variétés.

Ce n'est pas tout.

(1) Combe, Le traitement de l'entéro-colite muco-membraneuse, Paris, 1905.

(2) Jouaust, Contribution à l'étude de l'entéro-colite muco-membraneuse, Thèse de Paris, 1904, et communications à la Société médicale des hôpitaux de Paris.

D'autres l'ont rattachée à une simple atonie intestinale, déterminant une stase stercorale et une hypersécrétion secondaire par irritation des parois.

Telle est l'opinion soutenue par Potain, Jules Simon, Malibran, Langenhagen, etc.

D'autres considèrent l'entéro-colite comme une affection spasmodique, notamment Mathieu, Geoffroy, Delherm, Froussard, Lyon, lui attribuant comme origine une excitation des ganglions abdominaux qui sont les centres réflexes de l'intestin.

Enfin, dans une communication au congrès international de médecine de 1900 où la question de l'entéro-colite était à l'ordre du jour, Mannaberg a distingué deux espèces d'entités morbides différentes : *l'entérite membraneuse vraie*, à laquelle il reconnaît une étiologie et une symptomatologie caractéristiques, et la *colique muqueuse* qu'à la suite de Nothnagel il regarde comme une affection indépendante, n'ayant ni la même origine, ni la même allure clinique que la précédente.

Cette dissociation de l'entérite muco-membraneuse n'est pas admise par Mathieu qui n'accepte pas la conception de névrose primitive du gros intestin par opposition à l'inflammation superficielle de la muqueuse.

Pour nous, nous croyons que toutes ces théories renferment chacune une part de vérité, en ce sens qu'elles ont toutes vu les connexions entre l'entéro-colite et les maladies concomitantes, mais nous croyons aussi que leur absolutisme même est le principal argument qu'on puisse leur opposer.

Ce qui dans un cas est vrai ne l'est pas forcément dans tous les autres, et si tel auteur, se basant sur un ou plusieurs faits bien observés, croit ainsi dépister la pathogénie exacte de l'affection, il n'en commet pas moins l'erreur de généraliser trop vite une idée qui n'est qu'un des éléments d'une théorie plus vaste et plus générale.

La question doit être envisagée de plus haut.

L'entéro-colite, nous l'avons dit, n'est pas une entité morbide toujours univoque et toujours pathogéniquement semblable à elle-même ; c'est un syndrome qui représente la réaction du tube intestinal à différentes excitations abdominales.

Donc, pas de théories exclusives, mais une théorie large et éclectique qui nous montre un organe malade (foie, reins, appendice, etc.), un terrain favorable (neuro-arthritisme) et secondairement de l'hypersécrétion intestinale et de la production de muco-membranes.

Nos expériences plaident dans ce sens, puisque chez chacun des sujets sur lesquels nous avons déterminé des traumatismes abdominaux et des lésions aseptiques de l'intestin, du foie, des reins, de l'appendice et des trompes nous avons toujours, avec plus ou moins de netteté ou plus ou moins d'abondance, mais toujours avec résultat, déterminé de l'hypersécrétion glaireuse qui disparaissait quand tout rentrait dans l'ordre.

Donc la lésion d'un viscère abdominal, pour être restée aseptique, n'en a pas moins toujours créé l'entéro-colite, ce qui démontre bien non seulement que cette dernière ne relève pas de l'infection, mais encore qu'elle se manifeste après les atteintes viscérales les plus variées.

On arrive par suite à comprendre pourquoi les cliniciens se sont laissé entraîner à émettre des théories que les hasards de la clinique leur avaient permis de contrôler, mais on comprend aussi que toutes ces théories étaient destinées à sombrer par un examen approfondi.

Enfin on devine par avance comment un traitement uniforme devait fatalement, lui aussi, être appelé à échouer chez la majorité des malades.

Traiter de la même façon et sur les mêmes données un syndrome lié à des causes différentes conduirait bien souvent à un échec.

Nous nous sommes efforcé de remonter à cette cause et nous avons toujours vu l'entéro-colite céder quand nous avons réussi à guérir la lésion originelle.

C'est même là un argument des plus importants pour notre théorie et qui a l'avantage encore de n'être pas limité au domaine de l'expérimentation.

Est-ce à dire que nous rejetons sans appel tous les traitements qui ont été proposés? Évidemment non, mais nous croyons qu'il n'y a, dans chacun d'eux, que quelque chose à prendre, et c'est précisément cette part que nous devons retenir dans la pratique journalière.

Si nous nous sommes étendu sur la pathogénie de l'entéro-colite, c'est que le traitement de la maladie relève essentiellement de cette pathogénie et on devra moins encore étudier pour ce traitement l'entéro-colite en elle-même que les autres manifestations évidentes ou latentes que présente le sujet.

II. — TRAITEMENT

La littérature médicale est très riche sur la question du traitement de l'entéro-colite muco-membraneuse. Les tentatives qui ont été essayées se sont accumulées, et pour ne retenir que celles qui ont quelque succès à leur actif, on ne s'en trouve pas moins en présence de données nombreuses.

Nous-même, après avoir établi une pathogénie de l'entérite, nous avons formulé un traitement qui se distingue par plusieurs points des précédents.

Toutefois il est certain que nous ne rejetons pas systématiquement tout ce qui a été fait avant nous et que nous y trouvons des renseignements que nous sommes les premiers à mettre en pratique.

Nous commencerons donc par rappeler les différents modes de traitements, nous réservant au fur et à mesure d'en discuter la valeur et d'en marquer les indications et les contre-indications.

Tous les cliniciens sont d'accord pour attribuer une place prépondérante au régime et au genre de vie. Il est donc logique de commencer par détailler le régime, ce que nous ferons d'après les auteurs les plus autorisés et en rappelant les points qui méritent surtout d'attirer l'attention.

Dans quelle mesure convient-il d'user du traitement médicamenteux? Parmi tous ceux qui ont été préconisés, quels sont ceux qui méritent d'être retenus? Dans quelles conditions faut-il y avoir recours et comment faut-il les prescrire? Ce sont là autant de questions que nous discuterons ensuite.

Ces derniers temps on a inauguré une thérapeu-

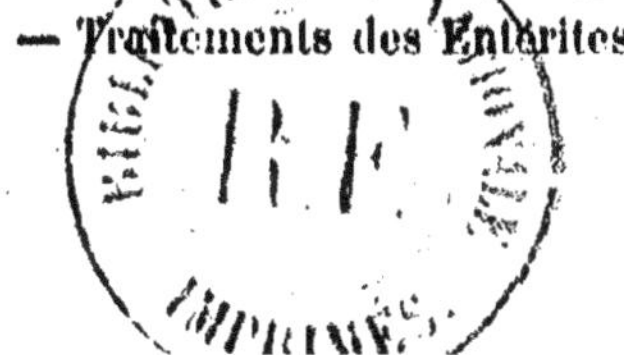

tique physique, lavages intestinaux, massage, électricité, hydrothérapie, et on a obtenu par elle d'appréciables résultats ; nous nous étendrons donc longuement sur cette étude.

Enfin il est certain que diverses stations minérales françaises et étrangères se disputent le privilège de guérir l'entéro-colite. L'importance de ce point ne saurait nous échapper, de même que celui des traitements dont la base principale réside dans les cures d'air et de repos.

Pour terminer, nous dirons enfin comment, à notre avis, il faut traiter un malade atteint d'entérite muco-membraneuse, lorsque l'origine du mal est connue, et quelles sont les mesures que l'on adoptera lorsque cette origine sera plus ou moins difficile à dépister.

I. — LES RÉGIMES ALIMENTAIRES ET LE GENRE DE VIE.

1. — Régimes.

Depuis longtemps on a reconnu la nécessité de soumettre les entéro-colitiques à un régime spécial et ce régime a été exposé avec grand soin déjà par tous les auteurs compétents. Nous le rappellerons ici avec tous ses détails, certain que sa connaissance sera de première utilité pour le praticien.

Cependant il ne faut pas croire que toutes les entéro-colites doivent avoir un régime toujours uniforme ; les conceptions que l'on possède actuellement sur la pathogénie de la maladie impliquent de toute évidence des modifications en grand nombre, variables suivant les formes de l'affection et suivant ses associations.

Trois considérations doivent dominer le régime. Il doit :

1° Être suffisamment substantiel pour assurer la nutrition;

2° S'opposer à la formation et à la rétention de détritus fermentescibles, de manière à éviter les intoxications digestives.

Malgré les critiques, en effet, qui ont été adressées aux théories de Bouchard (1), il n'en est pas moins vrai que les phénomènes digestifs peuvent être l'origine d'intoxications multiples;

3° Être institué de telle sorte qu'il n'engendre pas la constipation et la faire disparaître quand elle existe, sans amener pourtant un état diarrhéique toujours débilitant pour le malade.

Régime lacté absolu. — Certains auteurs conseillent aux malades le *régime lacté absolu.* A vrai dire, cette manière de faire ne rencontre plus beaucoup d'adeptes, d'autant que des travaux récents ont montré l'importance du lab ferment dans la digestion lactée et que la présence de ce dernier, variable en quantité, suivant les individus, est nécessaire pour supporter le lait. Outre que certains malades ont pour le lait une intolérance absolue, cet aliment provoque souvent beaucoup de constipation et, chez d'autres sujets, plus rarement une diarrhée qui ne cesse qu'en supprimant le lait.

Enfin les résultats de ce régime trop absolu se sont toujours montrés franchement mauvais; aussi ne le rappelons-nous que pour être complet.

Régime végétarien. — D'autres ont cru trouver le véritable traitement dans le *régime végétarien*, à l'exclusion de tout autre aliment; pour certains même, l'abstention constante et totale de viande

(1) Bouchard, Leçons sur les auto-intoxications.

représente une arme idéale contre les troubles intestinaux.

Mais les légumes laissent de nombreux résidus, qui constituent un danger pour l'entéro-colitique et, de plus, on ne peut nier que l'homme, par suite de ses besoins et de son évolution physique, ne soit omnivore et qu'il ne lui faille, pour le bon équilibre de sa santé, une ration alimentaire comprenant des albuminoïdes.

Régime carné. — Si le *régime carné* à outrance peut avoir certains inconvénients, ne serait-ce que celui d'exposer à l'appendicite, comme le veulent Chauvel et Lucas-Championnière, ou à la constipation, il n'en est pas moins vrai qu'il doit entrer pour une part dans notre alimentation. Enfin l'expérience n'a pas démontré qu'un régime exclusivement végétarien puisse guérir ou amender d'une façon durable une entéro-colite.

La plupart des médecins ont préféré un régime mixte et certains en ont même établi les règles fixes.

Régime de Leube. — Le régime de Leube est le plus ancien. Cet auteur, il est vrai, envisage plutôt les maladies d'estomac, mais certaines de ses indications n'en sont pas moins à retenir en ce qui concerne notre sujet. Il conseille en effet, dans l'ordre de la plus grande digestibilité, le bouillon, la solution de viande, le lait, les œufs mollets et crus, la cervelle de veau bouillie, le riz de veau, le poulet bouilli, le pigeon, les bouillies au lait et les pieds de veau. Il continue par les beefsteaks saignants et le jambon cru, pour terminer par les rôtis et les gibiers. Comme boisson, eau pure ou légèrement chargée d'acide carbonique.

Parmi les conceptions de Leube, il en est qui ont été battues en brèche et abandonnées.

Régime de Bouchard. — Le régime que Bouchard a conseillé, visant surtout la dilatation d'estomac, s'est substitué dans la pratique au précédent. Séparer les repas ; mâcher lentement ; viandes froides cuites, viandes chaudes braisées, poissons bouillis, purées de viandes, pâtes alimentaires, crèmes, riz au lait, purées de légumes, œufs à la coque, compotes de fruits, — pas de vin rouge.

Régime de Dujardin-Beaumetz. — Dujardin-Beaumetz distingue les dilatations d'estomac avec ou sans diarrhée, accordant ainsi une place plus prépondérante à l'état intestinal. S'il y a constipation, le régime est presque entièrement celui de Bouchard ; s'il y a diarrhée, on aura recours au régime végétal composé de féculents, de légumes et de fruits, — pas de viande, ni d'œufs, et bière aux repas.

Si nous rapportons ces régimes, qui tendaient bien plus dans la pensée de leurs auteurs à traiter l'estomac que l'intestin, c'est qu'à l'époque où ils étaient établis, on accordait aux troubles gastriques une place énorme et on laissait encore dans l'ombre l'entéro-colite, mais en réalité il y a entre ces deux espèces d'affections un rapport très intime que nous-même nous avons essayé de démontrer et qui nous autorise à nous occuper avec tant de soin de tous les régimes qui ont été formulés.

Régime de Mathieu. — Mathieu a institué pour ses malades un régime gradué que nous résumons ici et qui correspond aux divers degrés des affections gastro-intestinales.

D'abord tout ce qu'il faut éviter.

Puis le régime n° 1 où, selon les cas, on donne plus ou moins de lait, de viande et d'œufs par jour.

Enfin le régime n° 2 que l'on applique pour maintenir l'amélioration obtenue ou pour tous ceux qui sont plus légèrement atteints.

Régime de Soupault. — Soupault, dans son livre sur la dilatation de l'estomac (1), recommande un régime d'exclusion qui proscrit de l'alimentation tous les mets grossiers et irritants. Il donne l'eau pure comme boisson, additionnée de citron, et des boissons chaudes.

Régime de Combe. — Combe (de Lausanne) s'adressant plus spécialement aux entérites, a institué un régime qui devient plus exclusif.

Il est essentiellement lacto-farineux avec prédominance d'hydrocarbures et tend à diminuer les putréfactions intestinales.

Voici comme exemples quelques menus qui pourront être conseillés (2).

1° *Régime des potages.*

Pour un jeune enfant, ou en cas de crise aiguë, le menu consistera en cinq repas composés uniquement de potages à l'eau. Peu à peu, on y ajoutera du lait à mesure que l'amélioration se manifeste ; des purées de pommes de terre, du jus de myrtille y seront également adjoints par la suite.

2° *Régime farineux sans viande.*

7 heures 30. Potage épais à l'eau et au lait, biscottes, beurre frais.

10 heures. Farine lactée à l'eau.

12 heures 30. 1 à 2 jaunes d'œufs, pâtes alimentaires, purées de pommes de terre, pudding, pain grillé, biscottes, beurre frais ; *ne pas boire*.

3 heures 30. Farine lactée ou cacao à l'avoine.

(1) Soupault, Les dilatations de l'estomac, *Actualités médicales*, 1903.

(2) *Journal des Praticiens*, 19 mars 1904.

7 heures. Comme à midi.
10 heures. Infusion de camomille ou eau d'Évian.

Après dix jours, ajouter les purées de pommes de terre ou la pomme de terre au four et les myrtilles soit en jus, soit en compote.

3° *Régime farineux avec viande.*

7 heures 30. Potages à l'eau ou au lait. Jambon d'York, 50 grammes de beurre frais, biscottes.
10 heures. Farine lactée.
12 heures 30. Viandes grillées ou rôties sans jus : 50 grammes; pâtes, puddings, purées de pommes de terre ou au four, myrtilles au jus léger, biscottes, beurre frais. *Ne pas boire.*
3 heures 30. Farine lactée ou cacao à l'avoine.
7 heures 30. Comme à midi.
10 heures. Infusion de camomille, tilleul, fenouil, anis, menthe. Après trois à six mois, remplacer les pâtes par des purées de légumes (lentilles, pois, haricots, fèves, flageolets, marrons).

Régime de Bourget. — Bourget détaille aussi beaucoup le régime de ses malades. Nous rapportons ici textuellement le régime d'un malade atteint d'une affection gastro-intestinale.

Le matin, au réveil, prendre un verre d'eau chaude (ou d'infusion de petites camomilles) avec une demi-cuillerée à café de sel de Carlsbad, ou bien encore 60 grammes d'eau alcaline phosphatée.

Immédiatement après, le malade se couche sur le ventre pendant quatre ou cinq minutes, puis il se replace sur le dos, et commence la gymnastique de flexion des cuisses sur l'abdomen, en commençant par la gauche, et alternativement, pratiquant ainsi 10 à 20 flexions de chaque cuisse.

Cela fait, le malade se lève et prend (vers 8 heures) un petit déjeuner composé de thé *très léger* avec un peu de lait ou mieux de crème, ou du cacao dans les mêmes conditions, du pain complet (ou pain de son, pain de campagne rassi), du beurre et des fruits cuits ou crus autant que le malade peut en supporter.

Après un quart d'heure de repos, le patient peut se livrer à ses occupations ordinaires.

Entre 10 ou 11 heures, il prendra un verre d'eau de Vichy, ou encore mieux 100 grammes d'eau alcaline phosphatée, ou bien encore, suivant les saisons, des fruits tels qu'oranges, raisins, pêches, poires.

A midi, le repas consistera en œufs, 100 grammes environ de viande rôtie ou grillée (à l'exception des gibiers), un farineux, tel que le riz, les pâtes ou les pommes de terre (en robe de chambre ou en purée) et un légume vert cuit, à l'exception de la tomate, de l'oseille, de la rhubarbe et des choux. Par contre, la salade crue peut être autorisée, à condition qu'elle soit assaisonnée avec de l'huile, très peu de vinaigre, et beaucoup de sel, mais en supprimant le poivre et la moutarde.

On mangera de la croûte de pain, ou du pain complet.

Comme boisson, on se contentera d'un verre à bordeaux d'eau rougie, et comme dessert d'une combinaison d'œuf et de lait, sous forme de crème (dite renversée), flan, pudding au riz et à la semoule, etc. On ne mangera pas de fruit à ce repas. On ne prendra ni liqueur, ni café.

Exiger un repos de demi-heure ou une heure après ce repas.

Entre 4 ou 5 heures, on prend de nouveau un verre d'eau de Vichy, ou bien 100 grammes d'eau alcaline phosphatée, ou encore un thé léger avec des fruits.

Au repas du soir, on supprime si possible la viande, ou bien on se contente de poisson ou de poulet, le mieux est de prendre une soupe aux légumes (dite paysanne), très épaisse et très cuite, des œufs, des fruits, un entremets aux œufs, lait, crème, riz ou semoule au lait. Comme boisson, une tasse de thé au lait ou de tilleul.

Tous les auteurs qui ont traité de l'entéro-colite, Robin, Langenhagen, Froussard, Lyon, Surmont, etc., se sont soigneusement occupés du régime et lui ont accordé une grande part dans leur thérapeutique.

Régime rationnel. — Nous préférons dire nous-même comment nous comprenons la question, en nous appuyant sur les données rationnelles que nous allons exposer.

Il importe en effet d'être fixé sur la valeur de chaque substance autorisée ou défendue.

On voit que les aliments se distinguent en aliments azotés : viandes, poissons, mollusques et crustacés ; en aliments végétaux : céréales, légumes et fruits ; en aliments gras : huiles, graisses et beurre.

1° **Aliments azotés.** — *Viandes.* — Les *viandes* ont une valeur nutritive de premier ordre, mais leur digestibilité varie avec leur nature.

C'est ainsi que la viande de veau, plus cohérente que celle du bœuf, est considérée comme plus digestive ; mais on revient actuellement un peu de l'ancienne conception qui préconise les viandes blanches en général comme plus assimilables que les viandes rouges et parce qu'elles donnaient naissance à moins de toxines que les autres. Cette conception a été battue en brèche, notamment en Allemagne, et qu'il s'agisse de telle viande ou de telle autre, l'alimentation carnée aide toujours à la fabrication de produits nocifs dont se débarrasse facilement un organisme sain, mais qui influent défavorablement sur un individu dont le tube digestif est lésé.

Aussi comprend-on que les aliments azotés seront souvent supprimés et nous avons obtenu d'assez bons résultats par l'abstention plus ou moins prolongée de toute espèce de viande.

Poissons. — Les *poissons* de leur côté ont une valeur nutritive à peu près égale à celle de la viande. Les poissons à chair blanche sont plus digestibles que ceux à chair jaune ou à chair grasse. Ces derniers, par contre, sont plus nourrissants. Au point de vue de leur teneur en matières azotées, ceux qui en contiennent le plus sont :

La morue salée, la raie, la carpe, le hareng salé, le maquereau.

Viennent ensuite :

Le merlan, le saumon, le goujon, l'anguille et enfin le hareng frais et la sole.

Ce sera donc dans l'ordre inverse de ce tableau qu'il faudra prescrire, si l'on désire user des poissons les moins lourds à digérer.

Mollusques. — Les mollusques sont très lourds à digérer et très riches en matières azotées.

La moule contient..	11,72 p. 100	de matières azotées.
Huître.............	14,01 —	—
Escargot...........	16,25 —	—

L'eau des huîtres elle-même renferme 0,863 p. 100 d'azote, néanmoins par exception l'huître est un aliment fort digestible.

Crustacés. — De même, le homard est très azoté, sa chair renferme 19, 17 p. 100 de matières azotées, la partie molle interne 12, 14 p. 100 et les œufs, si indigestes comme on sait, 21,89 p. 100.

2° ***Aliments végétaux.*** — *Céréales.* — Parmi les *céréales*, l'homme fait surtout usage de blé, seigle, riz, avoine, maïs.

La première est la plus azotée de toutes, 20,68 p. 100, puis viennent le maïs 12,80 p. 100, l'avoine 11,90 p. 100, le seigle 9 p. 100, et enfin le riz 6,40 p. 100. Le maïs contient des substances grasses, ce qui augmente sa valeur nutritive et l'avoine contient du fer.

Enfin le riz est très riche en amidon, 77,75 p. 100, le blé de même 76,51 p. 100; viennent enfin le maïs 58,40 p. 100 et le seigle 57,60 p. 100.

La pauvreté de toutes ces matières en graisse, sauf le maïs, les rend digestibles.

Voici une analyse de farine de blé :

Substances protéiques	8,01
Graisse	1,11
Extraits non azotés	74,28

Le pain blanc contient :

Substances protéiques	9,06
Graisse	1,00
Hydrates de carbone	60,01

Légumes. — Les *légumes* se divisent en féculents et herbacés. En général, ils sont riches en hydrates de carbone et pauvres en substances protéiques ; ils laissent des résidus qui forment une grande partie des fèces.

Enfin ils renferment tous plus ou moins des sels de potasse utiles à l'économie. — La lentille contient de plus une grande quantité de fer ; les choux et les asperges sont les plus riches en albumine végétale et en azote ; l'oseille et la tomate contiennent de l'acide.

Fruits. — Les *fruits* renferment des acides et des sels de chaux et de potasse et sont indigestes à l'état cru ; ils laissent beaucoup de résidus.

3° ***Aliments gras.*** — Les aliments gras jouent un grand rôle dans l'alimentation par suite de leur grande teneur en éléments hydrocarbonés, mais ils sont toujours lourds à digérer.

Beurre. — Le beurre rentre pour une grande part dans l'alimentation et, comme on le sait, contient de la margarine, de la butyrine, etc. On lui fait subir certaines préparations, comme la cuisson, par exemple, afin qu'il puisse servir à l'assaisonnement des aliments, mais au détriment toujours de sa digestibilité; ce qui fait qu'il est beaucoup plus lourd que le beurre naturel.

Il nous reste encore à parler de deux aliments d'un usage journalier: les œufs et le lait et ses dérivés.

Blanc de l'œuf. — Le *blanc de l'œuf* est surtout riche en substances albuminoïdes et contient notamment de l'ovalbumine :

Substances albuminoïdes....	12,2 p. 100
Hydrates de carbone........	0,5 —
Matières minérales..........	0,6 —
Matières grasses............	Traces.

Le jaune de l'œuf est très riche en matières fixes qui se décomposent ainsi :

Substances protéiques............	16,63
Matières grasses (graisses neutres et lécithine)......................	33,56
Hydrates de carbone.	En petites quantités.
Sels...............	En petites quantités.

Les crèmes sont une association de jaune d'œuf avec du lait et sont un aliment très nutritif.

Lait. — Le *lait*, qui est le seul aliment complet de l'homme, renferme tous les principes nécessaires.

Celui de vache, qui est le plus employé, contient :

Beurre..........................	34,00
Sucre...........................	52,16
Caséine.........................	28,12
Sels............................	6,00

par litre.

On en retire parfois la caséine et le beurre pour en avoir le petit-lait qui ne contient plus que 1,08 p. 100 de matières albuminoïdes.

Souvent on emploie deux dérivés du lait, le koumys, lait de jument fermenté, et le képhyr, lait de vache fermenté sous l'action de la graine de képhyr.

Fromages. — Le *fromage* est un aliment très azoté, parfois d'une digestion très facile : les plus nourrissants et les plus azotés sont le parmesan, le hollande, le gruyère et le roquefort.

Nous n'avons pas parlé du bouillon qui est un peptogène sans valeur nutritive, mais nous voulons dire un mot du *sel* qui n'est pas un aliment, au sens propre du terme, puisque l'homme excrète la quantité qu'il absorbe, mais dont l'ingestion est nécessaire à l'équilibre de l'économie.

4° ***Boissons***. — Écartons de prime abord les boissons alcooliques, sauf le vin, la bière et le cidre, qui, chez l'homme bien portant, peuvent être utilisés en quantité variable selon les individus.

L'eau, pour être potable, doit contenir au moins 35 à 50 centimètres cubes d'air par litre et pas plus de 50 centigrammes de sels. Elle hydrate les tissus et agit comme diurétique.

Signalons encore les boissons aromatiques : café, thé, maté, kola, les infusions chaudes : tilleul, camomille et les diverses eaux minérales : Alet, Apollinaris, Évian, etc., qui n'ont pas d'action spécifique et forment une excellente boisson.

Notre Régime. — Muni de ces données, nous émettrons les considérations qui doivent, à notre avis, diriger le régime de l'entéro-colite.

Avant tout, le malade devra absorber suffisamment pour assurer sa ration d'entretien et quelquefois même sa ration de travail. Cette dernière, on le sait, est le double de la première.

La ration d'entretien correspond à peu près à l'absorption quotidienne de 130 grammes de matières azotées, 450 grammes d'amidon et 50 grammes de graisses.

De plus, on évitera de donner aux malades tout aliment à putréfaction facile.

La réalité de l'intoxication digestive n'est plus à démontrer. Déjà on a isolé certains corps tels que le scatol, l'indol, la cadavérine, etc. : les classiques travaux de Bouchard ont été repris par nombre d'expérimentateurs qui n'ont fait que confirmer la réalité des toxines digestives.

Nous n'avons pas à entrer dans les détails de cette question (1), mais nous devons nettement en poser le principe.

Enfin, suivant que l'intestin est en état de constipation ou en état de diarrhée, on devra compter avec son mode de réaction aux produits ingérés et veiller à ne pas nuire à sa fonction motrice.

1° ***Aliments azotés***. — Dans ces conditions, on comprend que les aliments azotés ne doivent s'employer qu'avec circonspection; il faudra qu'ils soient faciles à digérer et pour cela que soit éliminée toute action irritante sur l'intestin. De plus, ils devront être finement divisés, afin de réduire au minimum le rôle du tube digestif. Enfin ils devront être très frais, pour que toute cause d'auto-intoxication soit supprimée.

Viandes. — Par leurs toxines, les viandes exercent

(1) Voy. Du Pasquier, *Gazette des hôpitaux*, 1904.

une action vaso-constrictive générale et entretiennent le spasme intestinal ; leur digestion est souvent lente et pénible, réveillant ainsi des douleurs intestinales : quelquefois même elles ne sont pas digérées du tout.

On éliminera les viandes à fermentation facile, notamment le gibier, de même que la charcuterie sous toutes ses formes, exception faite pour le maigre de jambon. On donnera des viandes rouges ou blanches, en prenant soin d'éviter les sauces, les épices et les différentes sortes de condiments.

Enfin, les viandes seront coupées menues, hachées, ou de toute manière lentement mâchées.

On choisira parmi le mouton, le veau, le bœuf grillés ou rôtis.

On donnera surtout des volailles : pigeon, poulet ; pas d'oie, ni de pintade.

Les cervelles et les riz de veau sont les aliments azotés les plus légers et les plus digestifs. Enfin, on ne peut pas interdire de prendre par intervalle du foie de veau ou des rognons, mais surtout pas de ragoûts, pas de gras de viande, pas de viandes marinées et salées.

Poissons. — Parmi les poissons, on prescrira plutôt ceux à chair maigre, la sole, la truite, le turbot, le brochet, en éliminant les poissons à chair grasse, comme le maquereau, le saumon et l'anguille. On aura soin, de toute manière, de ne les préparer qu'avec une sauce légère. Tous les poissons conservés doivent être écartés.

D'après ce que nous avons dit plus haut, les crustacés et les mollusques ne conviendraient certainement pas au régime des entéro-colitiques.

Quoi qu'il en soit, les aliments azotés ne sont pas

les aliments de choix pour toutes les sortes d'entéro-colite, quelle que soit la symptomatologie qu'elles affectent, et nous conseillons même la suppression totale de la viande, qui suffit parfois à elle seule à améliorer l'état intestinal de certains malades.

2° ***Aliments végétaux et lactés***. — Le régime lacto-végétarien constitue en effet le fond de l'alimentation de la plupart des entéro-colitiques, mais encore faudra-t-il savoir faire le départ entre les substances végétales permises et conseillées, et ne pas tomber dans un abus qui donnerait une trop grande place à un aliment aux dépens des autres.

Légumes. — Avant tout, on rejettera l'usage des légumes qui laissent après eux trop de résidus tels qu'enveloppes de céréales, débris de cellulose, etc. ; ces derniers agissent comme corps étrangers de l'intestin et provoquent ensuite des fermentations secondaires. Les féculents, au contraire, répondent bien aux différentes indications désirées : purées de légumes, purées de pommes de terre, etc.

Seront interdits les légumes trop acides ou de digestibilité difficile : tomates, oseille, épinards, asperges, choux de Bruxelles. Pas de légumes crus : choucroute. Pas de pommes de terre frites ou sautées au beurre.

On tirera au contraire grand bénéfice de l'usage de chicorée, laitue, pissenlit, chou-fleur et salades cuites.

Fruits. — Les fruits crus ont toujours été à juste raison interdits, excepté les bananes, pêches et raisins ; les compotes et les fruits cuits au contraire, surtout les pommes, sont permis.

Pain. — Quant au pain, il ne sera pris qu'en

quantité très modérée et il sera avantageusement remplacé par les biscottes.

3° ***Aliments gras.*** — *Beurre.* — En fait de graisses, le beurre seul, cru et très frais, peut trouver sa place.

Il est certain qu'il est préférable de n'ajouter, pour assaisonner les aliments, le beurre qu'après la cuisson de ceux-ci, ou en tous cas d'écarter les sauces où le beurre a cuit longtemps en contact avec les aliments : beurre noir, légumes sautés.

Œufs. — Les œufs seront permis et serviront souvent d'aliment de soutien et de réserve, d'autant qu'on peut beaucoup varier leur préparation et qu'aucune n'est interdite, à condition d'éviter les mélanges avec des sauces à l'huile (mayonnaise), etc.

Les crèmes, les entremets avec de la farine, de la semoule, ou du riz dans lesquels entrent aussi des œufs, sont au contraire des mets de choix pour les malades qui nous occupent.

Lait. — Quant au lait, dont la place est si grande dans l'alimentation, le régime qui consiste à le prendre à l'exclusion de toute autre chose ne peut avoir que des indications temporaires ou limitées, à moins qu'une affection stomacale coexistante n'en impose l'usage.

On pourra donner entre temps comme boisson le lait pur, ou coupé avec une eau minérale.

Si les malades ne le supportent pas, ou en ont le dégoût, on peut le remplacer par le képhir. Enfin, on peut, pour varier, le donner sous forme de potages auxquels on joint des pâtes alimentaires ou des farines : orge, blé, avoine, maïs, pois, fèves, haricots, lentilles, semoule.

Ou bien encore l'administrer sous forme de chocolat au lait, sucré avec du miel en cas de constipation.

Fromages. — Les fromages frais sont seuls permis (petits suisses, fromages à la crème).

Pâtisseries. — Les pâtisseries, petits fours, bonbons, sucreries de toutes sortes devront être exclus.

4° ***Boissons.*** — On recommandera souvent à la fin des repas des infusions chaudes qui agissent mécaniquement, de même qu'agit le bouillon qu'on pourra prendre en commençant les repas.

Comme boissons, on permettra l'eau de source, toutes les eaux peu minéralisées auxquelles on peut ajouter parfois un peu de vin, de préférence du vin blanc. Tout au contraire, il faut éliminer les vins purs, soi-disant digestifs, trop riches en alcool, les bières acides, le cidre, le café et le thé et toutes les liqueurs sans exception.

Une dernière recommandation consiste à éviter les boissons glacées ou trop froides.

2. — Genre de vie.

En principe la vie d'un entéro-colitique doit être calme autant au point de vue moral qu'au point de vue physique. Il évitera donc tout ce qui pourra donner lieu à des excitations, à des émotions, à des dépressions. Il fera son possible pour ne pas porter atteinte à l'état de son système nerveux.

On sait en effet que l'entéro-colite apparaît surtout chez les sujets dont le système nerveux a été le plus ébranlé. Aussi, chez les gens surmenés, le repos et l'éloignement des affaires sera-t-il un gros facteur du traitement.

La vie sera réglée avec soin : lever et coucher

aux mêmes heures, de même que pour les repas. Les exercices violents seront bannis, tandis que les promenades modérées à courte distance seront très utiles. Les locaux devront être aérés et l'habitation sera autant que possible spacieuse. Enfin, les malades seront chaudement vêtus, car ils sont tous très sensibles au froid. On veillera à ce que les fonctions cutanées soient activées par des lotions alcoolisées avec de l'eau, de préférence tiède.

En un mot, on soumettra le malade atteint d'entéro-colite aux règles de l'hygiène générale que personne n'ignore, mais avec plus de minuties et plus de ménagements que chez un homme sain. Si nous en parlons, c'est que, tout en en reconnaissant le bien fondé, on a souvent tendance à les négliger, car on a fréquemment affaire à des malades qui « vivent mal », c'est-à-dire mangent mal, dorment mal et mènent une existence faite pour rompre l'équilibre de la santé.

II. — TRAITEMENT MÉDICAMENTEUX.

L'entéro-colite muco-membraneuse n'est pas une de ces affections médicales sur lesquelles on a prise par un traitement spécifique.

Lorsque le médecin se trouve dans la nécessité d'ordonner des médicaments, c'est que tel ou tel symptôme prend une importance primordiale de telle sorte que la thérapeutique médicamenteuse de l'entéro-colite muco-membraneuse, est avant tout une thérapeutique symptomatique.

1° Contre la constipation.

La constipation nécessite souvent toute l'attention du médecin; on a proposé contre elle toute une série de médicaments. Tous les purgatifs et tous les laxatifs ont pour ainsi dire été mis en avant.

Huile de ricin. — Citons tout d'abord l'*huile de ricin* qu'on fait prendre dans du jus d'orange, du café noir, du sirop de menthe ou de cassis (Mathieu). Lyon préconise l'emploi simultané de graines de psyllium avec l'huile de ricin, ce qui permet de ne prescrire cette dernière que tous les trois ou quatre jours, les graines de psyllium étant administrées les jours intermédiaires.

On a actuellement tendance à donner l'huile de ricin à doses fractionnées : une cuillerée à café, tous les jours, ou tous les deux ou trois jours. D'autres au contraire préfèrent encore la donner à la dose massive de 30 grammes.

Si l'huile de ricin constitue l'un des meilleurs laxatifs, il n'en est pas moins vrai que certains malades se refusent à l'accepter, la supportent difficilement, même en capsules, ou à la longue s'habituent à son action. Il en est de même de l'huile d'olive et de la glycérine que certains préfèrent à l'huile de ricin, Aussi faut-il avoir à sa disposition d'autres médicaments.

Magnésie. — L'un des laxatifs les plus employés est la *magnésie*. Certains accordent la préférence à la magnésie calcinée, soit seule, soit associée à d'autres substances.

Lyon et Giffard recommandent la formule :

Magnésie calcinée...........	à 20 grammes.
Soufre lavé..................	
Crème de tartre.............	

Prendre une cuillerée à café avant chaque repas.

Robin et d'autres encore ne veulent se servir que de la magnésie hydratée.

Le sulfate de magnésie est moins couramment employé et moins bien supporté par les malades.

Sulfate de soude. — Le *sulfate de soude* est très souvent recommandé, soit qu'on l'administre comme purgatif aux doses de 20 ou 30 grammes, soit, comme nous le conseillons surtout, aux doses fractionnées de 6 à 8 grammes tous les deux jours, ou deux fois par semaine.

Souvent on le remplace par le *sel de Carlsbad* qui doit être pris le matin à jeun, dissous dans de l'eau chaude à la dose d'une cuillerée à café.

Signalons aussi les diverses eaux purgatives employées, avec leur teneur en sulfate de soude :

Carlsbad..........	2 à 4	grammes	par litre.
Marienbad........	3 à 4	—	
Rubinat..........	80	—	
Carabana.........	100	—	
Villacabras........	122	—	

Graines inertes. — Les *graines inertes*, comme la graine de lin, la graine de psyllium, la graine de moutarde blanche, agissent par les huiles qu'elles contiennent. On donnera une grande cuillerée de graines de lin épurées et trempées pendant 3 à 4 minutes dans un quart de verre d'eau froide. La pulpe de casse s'administre en électuaire de 4 à 8 grammes. La manne est un purgatif doux qui se prend dans du lait et auquel on peut également s'adresser. Enfin, comme laxatif doux, citons le miel que l'on peut mélanger à l'alimentation et qui remplace avantageusement le sucre pour les constipés.

Soufre. — Le *soufre* aussi a été employé comme nous l'avons dit : en général avec la magnésie.

Fleur de soufre........ } àà 10 grammes.
Magnésie calcinée..... }

Pour 20 paquets : prendre un paquet le matin, à jeun, immédiatement après un verre d'eau de Châtel-Guyon.

Ewald recommande également le soufre, en l'associant avec la crème de tartre :

Soufre lavé............ } àà 10 grammes.
Crème de tartre .... }
Follicules de séné...... 5 —
Sirop de nerprun....... Q.S. pour un électuaire.

Une cuillerée à café matin et soir.

Crème de tartre. — La *crème de tartre* ne s'emploie jamais seule; indépendamment de la formule précédente, nous pouvons en citer une autre due à Herzen (1) :

Sulfate de soude....... } àà 20 grammes.
Sulfate de magnésie... }
Magnésie calcinée..... } àà 10 grammes.
Crème de tartre....... }

Une à deux cuillerées à café, le matin, dans un verre d'eau tiède.

Mercure. — Le *mercure* est moins souvent conseillé, son action antiseptique étant plutôt réservée aux cas d'infection intestinale; toutefois on peut utiliser les pilules bleues du codex (une le matin), ou la poudre de calomel à la dose de 20 centigrammes par jour.

Poudre de réglisse. — La *poudre de réglisse composée* a ses indications. — Voici une formule :

Poudre de réglisse..... } àà 15 grammes.
Poudre de feuilles de séné................ }

(1) Herzen, *Guide et formulaire de thérapeutique*, 3e édition, 1905.

Magnésie calcinée.....	āā 10 grammes.
Crème de tartre.......	
Soufre sublimé........	

On peut toutefois redouter les coliques occasionnées par le séné qui entre dans cette formule.

Rhubarbe. — On peut faire aussi le même reproche à la *rhubarbe*, qui, contenant de l'acide cathartique comme le séné, provoque également souvent des douleurs intestinales.

Podophylle, Cascara, Evonymine. — La *podophylle*, le *cascara*, l'*évonymine* doivent ne pas être oubliés. Voici une bonne formule :

Podophyllin...............	āā 0gr,40
Évonymine................	
Extrait de belladone.......	0gr,20
Extrait d'hydrastis canadensis..................	1 gramme.
Savon médicinal..........	2 grammes.

Diviser en 28 pilules : une ou deux au dîner (Lyon).

Purgatifs drastiques. — Mais à côté de tous ces purgatifs, qui peuvent chacun avoir leurs indications suivant les cas, il en est d'autres qu'il faut absolument rejeter, sous peine d'augmenter la douleur des malades et les phénomènes spasmodiques.

Ce sont tous les *purgatifs drastiques*, aloès, gomme-gutte, eau-de-vie allemande, sirop de nerprun, tamar indien et en général toutes les pilules ou formules dans la composition desquelles ils entrent et que le public absorbe spontanément trop souvent, sans prendre d'avis médical.

Suppositoires. — Il est des malades chez lesquels il faut agir sur la constipation par la voie rectale.

Les *suppositoires* glycérinés sont en effet un

adjuvant pour tous les malades chez lesquels l'excitation de la muqueuse rectale suffit à déterminer l'évacuation des fèces. Les lavements de leur côté sont un bon moyen très répandu pour faire évacuer l'intestin ; nous ne voulons pas parler ici des grands lavages intestinaux dont l'effet physique est prédominant, mais simplement des lavements huileux et glycérinés.

Lavements à l'huile. — C'est Fleiner le premier qui conseilla l'emploi de *lavements à l'huile d'olive* de 3 à 4 cuillerées en émulsion et depuis tous les cliniciens y ont recours, récemment encore Cohnheim en a montré les avantages.

Le meilleur mode d'administration consiste à le donner le soir, en se couchant, en conseillant au malade de le garder si possible toute la nuit. On peut agir de même avec la glycérine. Enfin dans les cas d'entéro-colite, on ne voit presque jamais employer le lavement purgatif classique (séné et sulfate de soude).

2° Contre la diarrhée.

Quelle conduite tenir lorsque la diarrhée accompagne l'entéro-colite et devient le symptôme le plus gênant pour le malade ? Dans ce cas, il faut lutter à la fois contre le péristaltisme exagéré et douloureux et contre l'hypersécrétion.

Opium. — Ce qui calme le mieux les douleurs et les contractions péristaltiques, c'est l'*opium*, qu'on peut donner sous de multiples formes.

Bismuth. — Le *bismuth* a l'avantage de pouvoir être donné à des doses très élevées, 4 à 10 grammes par jour

Très souvent on associe les deux ensemble, comme dans les formules suivantes :

Diascordium...........	ãã	5 grammes.
Sous-nitrate de bismuth.		
Julep gommeux........	150	—

Une cuillerée à soupe toutes les heures.

ou bien encore :

Poudre d'opium brut.........	0gr,02
Sous-nitrate de bismuth......	1 gramme.

Pour 1 cachet n° 20, de 4 à 10 cachets par jour.

Tanin. — L'hypersécrétion, de son côté, est traitée par les astringents et notamment par le *tanin* à la dose de 0 gr. 50 à 2 grammes par jour en cachets, le tannigène de 1 à 3 grammes par jour, la tannalbine de 2 à 4 grammes par jour, le ratanhia, le cachou, le dermatol de 2 à 4 grammes par jour, le bismal.

Extrait thébaïque..........	0gr,05
Sous-nitrate de bismuth....	5 grammes.
Sirop de cachou...........	40 —
Hydrolat de cannelle.......	110 —

Une cuillerée toutes les heures. (Gourin.)

Extrait d'opium............	0gr,01
Extrait de ratanhia.........	0gr,10
Poudre de ratanhia.........	Q. S. pour une pilule.

De 5 à 10 pilules par jour.

On voit par ces formules que la médication opiacée se joint souvent à la médication astringente, et en combattant l'hypersécrétion on combat en même temps le péristaltisme.

Acide chlorhydrique. — Pour nous, nous avons toujours obtenu dans les cas de diarrhée d'excellents résultats par l'emploi d'*acide chlorhydrique*, mais nous le donnons à plus forte dose qu'il est habituel de le faire.

On peut l'administrer sous forme de limonade chlorhydrique du Codex, ou sous forme de gouttes, 6 à 8 dans un verre d'eau avant les repas.

On peut, dans beaucoup de cas, remplacer avantageusement l'acide chlorhydrique par l'acide lactique. Il existe même certaines préparations où l'on a associé les deux ensemble et où l'on a masqué le goût styptique des acides par des sirops de fruits.

Il est d'autres cas, surtout ceux dans lesquels la diarrhée qui accompagne l'entéro-colite revêt un caractère infectieux, où il est préférable d'évacuer largement le contenu de l'intestin, et c'est alors que les purgatifs devront être mis en œuvre.

De préférence, on recourra aux purgatifs salins dont nous avons parlé plus haut et spécialement aux sulfates et aux eaux sulfatées sodiques.

Antiseptiques intestinaux. — Souvent l'effet de la purgation doit être complété par l'action d'un *antiseptique intestinal* : salol, naphtol, bétol, benzonaphtol, salicylate de bismuth, dont nous aurons à parler plus loin et que l'on administre en cachets.

3° Contre le spasme et la douleur.

Le médecin est souvent appelé à intervenir pour les crises douloureuses qui, de temps à autre, éclatent au cours de l'entéro-colite. Ces crises sont dues à des spasmes de l'intestin et se montrent peut-être avec d'autant plus de fréquence que le sujet est plus nerveux.

Contre elles, on a essayé la plupart des médicaments antinerveux et il est bon d'en avoir plusieurs à sa disposition, car souvent le malade n'obtient de soulagement que par certains d'entre eux.

On s'abstiendra, dit Robin, d'opium et de chlorhydrate de morphine ; c'est là d'ailleurs l'opinion de la plupart des auteurs, car ces médicaments ont le grave inconvénient de favoriser la constipation. Néanmoins, voici une formule de Mathieu qui ne constipe pas :

Codéine..................	0gr,20
Eau de laurier-cerise......	25 grammes.
Eau distillée...............	75 —

Une à cinq cuillerées à café en vingt-quatre heures.

Franz et Pfaff ont aussi de leur côté obtenu d'assez bons résultats avec l'opium.

Mathieu est cependant d'avis qu'il vaut mieux user d'abord de procédés extérieurs et anodins, cataplasmes simples ou laudanisés, compresses chaudes, grands bains chauds ou petits lavements d'eau ou d'huile chaude.

A l'intérieur, plusieurs substances ont été utilisées.

Cannabis indica. — Le *cannabis indica* a été préconisé par Germain Sée, qui a employé la formule suivante :

Extrait gras de cannabis indica....	0gr,20
Potion gommeuse................	200 grammes.

Une cuillerée à soupe deux fois par jour.

Mathieu formule ainsi :

Extrait gras de cannabis indica....	0gr,30
Julep gommeux...................	125 grammes.

A prendre en trois ou quatre fois dans la journée.

Asa fœtida. — L'*asa fœtida* a également été proposée : Mazeran s'en trouve fort bien et voici la formule qu'il conseille :

Asa fœtida...........	2 à 4 grammes.
Jaune d'œuf..........	N° 1
Infusion de camomille.	200 grammes.

Pour un lavement.

Sans nier la valeur de ce médicament, nous croyons que son odeur doit autant que possible en faire restreindre l'usage.

Belladone. — La *belladone* est d'un emploi très fréquent : c'est le sédatif de choix.

On peut prescrire :

Teinture de belladone.....	10 à 20 gouttes par jour.

Ou bien en pilules :

Extrait de belladone.............	0gr,01
Poudre de racines de belladone...	0gr,01

Deux pilules par jour.

Il est nécessaire de faire usage de belladone pendant quelques jours consécutifs, pour que le soulagement soit de quelque durée.

On peut associer la belladone et la codéine par exemple, dans les cachets suivants :

Codéine.....................	} àà 0gr,02
Poudre de belladone.........	}

Jusquiame. — La *jusquiame* est un succédané de la belladone ; quoiqu'on puisse l'employer indépendamment de cette dernière, il est d'usage d'associer les deux substances entre elles ou avec d'autres.

Menthol. — Mathieu emploie également le *menthol.*

Menthol..........	$0^{gr},20$
Alcool...........	Q. S. pour dissoudre.
Sirop simple......	25 grammes.
Eau..............	100 —

Les médicaments que nous venons d'indiquer sont surtout préconisés contre les douleurs et les spasmes locaux; il nous reste à parler de ceux qui, à cette action locale, joignent une action plus générale sur l'organisme et qui ne s'adressent pas uniquement aux entéro-colitiques.

Valériane. — La *valériane* est d'un usage quotidien et tout le monde sait qu'il en existe des préparations innombrables.

Les valérianates agissent pourtant moins par la valériane qu'ils contiennent que par la substance qui lui est associée.

On prescrit la valériane en potion :

Racines de valériane.............	10 grammes.
Faire infuser dans eau bouillante..	150 —

Passer et ajouter :

Acétate d'ammoniaque...........	15 grammes.
Sirop diacode....................	30 —

Ou bien :

Valériane grossièrement pulvérisée.	8 grammes.
Eau bouillante..................	150 —

Faire infuser jusqu'à refroidissement, filtrer et ajouter :

Eau distillée de cannelle..........	60 grammes.
Éther sulfurique alcoolisé........	8 —
Sirop simple.....................	40 —

Une cuillerée à soupe toutes les heures.

On la prescrit aussi sous forme de pilules :

Extrait de valériane.....	ãã 0gr,05
Poudre de valériane.....	

Pour 1 pilule, 4 à 5 par jour.

Ou bien :

Extrait de valériane.....	5 grammes.
Camphre...............	1 gramme
Poudre de valériane.....	Q. S.

Pour 40 pilules; 1 à 6 par jour.

Dans cette formule, on a l'avantage d'administrer en même temps le camphre dont les vertus antispasmodiques ne sont pas assez connues.

Les valérianates sont surtout employés sous forme de spécialités et ce sont surtout les valérianates d'ammoniaque qui sont en usage.

Mentionnons le valérianate de zinc :

Extrait de belladone............	0gr,01
Poudre de belladone............	0gr,01
Valérianate de zinc..............	0gr,04

Pour 1 pilule, 2 le soir.

Rappelons également les pilules de Méglin, dont voici la formule :

Extrait de jusquiame..........	ãã 0gr,05
Oxyde de zinc................	
Extrait de valériane..........	

3 à 4 pilules par jour.

Bromures. — Les *bromures* rentrent également dans la catégorie des sédatifs généraux, ce qui explique que leur usage soit tellement généralisé dans la pratique courante.

On pourra utiliser simplement les potions classiques, par exemple :

Bromure de potassium....	15 grammes.
Eau....................	200 —

Mais on préfère en général mélanger les différents bromures entre eux :

Bromure de sodium.....	āā 4 grammes.
Bromure de potassium..	
Bromure d'ammonium...	
Eau....................	200 —

Auxquels on peut encore joindre le bromure de calcium.

Du reste, Germain Sée, en cas d'entéro-colite, donnait la préférence à ce dernier et prescrivait :

Bromure de calcium......	30 grammes.
Eau distillée.............	300 —

1 cuillerée à dessert avec deux fois son volume d'eau au début de chaque repas.

Mentionnons ici également le *chloral* dont l'action sédative sur l'intestin est des plus nettes Nous employons avec succès la potion suivante :

Bromure de calcium...	10 grammes.
Hydrate de chloral.....	4 —
Codéine...............	0gr,20
Sirop de belladone.....	10 grammes.
Eau..................	āā 70 —
Sirop.................	

2 cuillerées par jour.

Eau chloroformée. — *L'eau chloroformée* est également efficace dans certains cas contre les douleurs trop violentes. On l'emploie à dose égale avec l'eau de tilleul, par cuillerées à café.

Du reste on pourra varier à l'infini l'association des antinervins entre eux.

C'est ainsi que Robin prescrit par exemple :

Extrait de cannabis indica....	ãã 0gr,03
Extrait de jusquiame.........	
Extrait de belladone..........	
Menthol.....................	
Alcool pour dissoudre.........	Q. S.
Julep gommeux..............	150 grammes.

A prendre dans le courant de la journée, par cuillerées à soupe.

Mentionnons les antispasmodiques, qui semblent un peu délaissés, mais qui néanmoins, dans certains cas, pourraient avoir leurs indications : le *galbanum*, le *castoréum*, le *tagapenum* et le *musc*.

4° Modificateurs de la muqueuse.

Il est des circonstances où la production des muco-membranes atteint une telle intensité que le praticien se voit obligé d'agir sur la muqueuse intestinale, pour en modifier les sécrétions.

Cette obligation s'impose encore lorsque des phénomènes infectieux viennent momentanément se greffer sur l'entérite muco-membraneuse.

Hydrastis canadensis. — Lorsque l'entérite est liée à des phénomènes utéro-annexiels et s'accompagne d'une recrudescence des glaires, au moment des périodes menstruelles, Dalché recommande l'extrait fluide d'*hydrastis canadensis* ; il a également recours à l'extrait fluide de *senetio vulgaris*, mais les résultats lui ont semblé moins efficaces. D'ailleurs Germain Sée employait déjà l'*hydrastis*, mais en pilules et utilisait son action décongestionnante constrictive sur les fibres l'intestin.

Extrait d'hydrastis canadensis	2gr,50
Follicules de séné pulvérisés.	6 grammes.
Sirop de gomme	Q. S.

Pour 30 pilules, 1 à 3 pilules après le repas.

Hamamelis virginica. — Mathieu préconise dans les mêmes conditions l'*hamamelis virginica*.

Ichtyol. — La décongestion de la muqueuse intestinale a été tentée par Bourget, de Lausanne, au moyen de l'*ichtyol*, par comparaison avec l'action de cette substance sur les muqueuses bronchiques et urétrales. Bourget fait des lavages avec une ou deux cuillerées à café d'ichtyol par litre d'eau ou avec une solution à 4 p. 1000.

Bismuth. — Révillod, de son côté, préfère le *bismuth* et fait garder vingt-quatre heures si possible le lavement suivant :

Mucilage de pépins de coings..	500 grammes.
Sous-nitrate de bismuth	ãã 10 —
Salicylate de bismuth	

Nitrate d'argent. — Les lavages de *nitrate d'argent* sont employés depuis bien longtemps, mais avec une solution très étendue. Charrin commence par 20 centigrammes et augmente progressivement jusqu'à 1 gramme par litre.

Glatz préfère les lavements astringents avec une solution à 1/2 ou 1 p. 100.

Chéron fait prendre aux malades, après une garde-robe, un lavement à garder, ainsi formulé :

Ajouter à 1 demi-litre d'eau une cuillerée à café de la solution suivante :

Acide picrique............	1 gramme.
Eau distillée..............	120 grammes.

Sels de soude. — Enfin souvent le *biborate de soude*, le *bicarbonate de soude*, le *salicylate de soude* ont été essayés utilement. Bouchard ajoute 5 grammes de biborate de soude à un litre d'eau bouillie et y met en outre une cuillerée à bouche du mélange suivant :

Alcool camphré......	} à 100 grammes.
Teinture de benjoin...	

Contre l'élément infectieux et les phénomènes d'auto-intoxication une pratique spéciale s'impose ; les lavages de l'intestin sont naturellement indiqués ; Herzen prescrit :

Acide thymique............	1 gramme.
Biborate de soude..........	20 grammes.
Eau bouillie...............	2 litres.

Pour irrigations à 38°.

Antiseptiques internes. — De plus, les antiseptiques internes ont ici leurs indications. Combe, de Lausanne, emploie surtout le *dermatol* et tous les dérivés du tanin nouvellement en usage, *tannalbine*, *tannigène*, etc., ainsi que le *salol*. Signalons de même la *résorcine*, le *naphtol* et ses dérivés, ainsi que le *charbon*.

Voici quelques formules à recommander :

Bétol	0gr,50
Poudre de charbon	0gr,30

Pour 1 cachet, 4 à 8 par jour.

Ou bien :

Benzonaphtol	0gr,50
Dermatol	0gr,25

Pour 1 cachet, 4 à 8 par jour.

Résorcine	} ā 0gr,40
Salicylate de bismuth	
Benzonaphtol	

Pour 1 cachet, 3 par jour.

Salicylate de bismuth	0gr,50
Salol	0gr,25

Pour 1 cachet, 5 à 10 par jour.

Salicylate de bismuth	0gr,50
Naphtol-β	0gr,30

Pour 1 cachet, 4 à 8 par jour.

Enfin :

Orphol (naphtolate de bismuth). 1 gramme.

Pour 1 cachet, 4 à 10 par jour.

On pourrait varier ces formules à l'infini ; pour nous, nous employons souvent celle-ci :

Salicylate de magnésie	0gr,50
Bétol	0gr,50
Résorcine	0gr,30

Pour 1 cachet, 3 à 4 par jour.

Nous avons ainsi passé en revue la plupart des médicaments qui s'emploient dans l'entéro-colite : nous n'avons pas la prétention d'avoir été complet et il est certain que d'autres substances encore ont été essayées, mais sans avoir donné des succès susceptibles de consacrer leur retentissement.

Quoi qu'il en soit, il est bien certain que le médecin trouvera dans cette énumération de quoi largement suffire à sa pratique journalière, et c'est là le but que nous visons avant tout.

D'ailleurs, il ne s'agit pas pour lui de formuler un traitement univoque de la maladie, ni même un traitement dont l'usage devra longtemps se perpétuer. Ce qui dominera dans cette thérapeutique, c'est le régime, l'hygiène, le genre de vie. En seconde ligne, viennent les moyens médicamenteux qui ne trouveront leur place que dans les conditions données, temporaires et variables avec chaque individu.

L'état de l'intestin fera même une règle au médecin de ne pas abuser des médicaments. Il ne les prescrira qu'à bon escient, et s'empressera d'en arrêter l'emploi dès que les circonstances le lui permettront ou le lui commanderont.

III. — TRAITEMENT PAR LES AGENTS PHYSIQUES.

Bien souvent l'usage des moyens physiques a permis d'obtenir une amélioration dans des cas que la thérapeutique médicamenteuse n'avait pas réussi à soulager.

De nos jours, il y a tendance d'ailleurs à faire de plus en plus large la part de la *physiothérapie* et de la *psychothérapie*, et s'il est une maladie où cette dernière peut rendre servic[illegible]'est bien l'entérite muco-membraneuse. [illegible] étendrons-nous avec tous les détails nécess[illegible]es sur les différents procédés mis en œuvre, avec le désir de les faire connaître à fond au praticien et par là même de vulgariser leur usage journalier.

Lavages de l'intestin. — Le lavage de l'intestin n'est pas d'un emploi récent en médecine. Tout le monde sait qu'au XVIIe siècle on s'en servait couramment, mais il était déjà connu bien avant.

Ce n'est qu'au commencement du XVIIIe siècle qu'Helvétius fait connaître l'emploi des lavements médicamenteux.

Il semble que ces dernières années, il y ait eu une recrudescence en leur faveur, bien que des spécialistes comme Mathieu protestent contre leur abus.

Quoi qu'il en soit, il est certainement des cas d'entéro-colite où ils peuvent rendre incontestablement service.

On sait aujourd'hui en effet que ces lavages, outre qu'ils peuvent remplir tout le gros intestin, peuvent aussi franchir la valvule. D'autre part, on sait aussi que le gros intestin contient entre trois litres et trois litres et demi sur le cadavre. Dujardin-Beaumetz n'évalue la capacité qu'à deux litres et demi; l'expérimentation qui a été faite sur le cadavre n'est pas en effet suffisante pour renseigner exactement sur la capacité de l'intestin vivant. De plus, il faut compter avec les susceptibilités individuelles qui permettent à certaines gens de supporter plus ou moins de liquide.

L'*entéroclyse* se fait maintenant au moyen d'un bock plutôt que d'un irrigateur. On y adapte un tube en caoutchouc et une canule.

Il faut proscrire la canule en verre, susceptible de se casser et choisir de préférence celle en ébonite. On aura bien soin d'aseptiser cette dernière et de la conserver entre temps dans de l'eau boriquée.

Combe, de Lausanne, prétend même que des familles entières ont été atteintes d'entéro-colite grave par contamination par la même canule.

La moyenne de la longueur de ces canules doit être de 15 à 20 centimètres.

On a essayé d'en employer de plus longues, mais les résultats ont été souvent défectueux, surtout lorsqu'on s'adressait à des canules d'une rigidité insuffisante.

C'est le reproche que l'on peut adresser à certaines sondes en caoutchouc rouge qui s'enroulent sur elles-mêmes dans l'intestin.

On se rappellera que le rectum mesure de 18 à 22 centimètres, ce qui doit dicter le choix d'une canule de la longueur que nous indiquons et, en tenant compte de la rigidité nécessaire, on aura un instrument susceptible de remplir les bons effets qu'on en attend. On ne devra pas enfin omettre d'enfoncer la canule préalablement vaselinée avec lenteur et prudence, car des accidents de perforation et de péritonite, rares pourtant, ont été signalés.

Pour obtenir une pression toujours égale, on a perfectionné cette instrumentation et on s'est servi d'appareils spéciaux, comme ceux de Plombières.

En pratique si le bock est de diamètre suffisamment grand, la différence de pression ne peut pas être assez sensible pour occasionner des troubles.

Le bock doit être placé au plus à 40 centimètres au-dessus du plan du lit, et le malade, couché dans la position horizontale avec des coussins sous les reins, doit pouvoir modifier facilement lui-même, par un robinet ou un dispositif quelconque, l'écoulement du liquide, de telle sorte qu'il n'éprouve aucune gêne.

On évite ainsi toute espèce d'accidents dont on a accusé l'entéroclyse.

Il est préférable qu'après le lavage le malade se repose quelque temps. C'est donc le soir en se couchant ou le matin au réveil qu'il sera le plus facile de le prescrire.

Au début du lavage, il se tournera sur le côté gauche pour faciliter l'accès du liquide dans l'S iliaque, puis, au fur et à mesure, il s'inclinera sur le côté droit et restera ensuite dans la position horizontale.

Il est préférable de ne pas faire trop d'efforts pour conserver le lavage d'intestin, c'est, en effet, un travail supplémentaire et inutile, sinon nuisible, qui peut exagérer ou provoquer le spasme intestinal.

La quantité de liquide à injecter va de un litre et demi à deux litres.

En règle générale, la température sera voisine ou légèrement inférieure à celle du corps. Toutefois le spasme contre-indique une température trop élevée, tandis qu'en cas d'atonie, au contraire, la température de 40 et même de 42 degrés est indiquée et active la contractilité musculaire.

En ce qui concerne le liquide à employer, si on envisage simplement le point de vue mécanique, l'eau bouillie suffit simplement, mais la plupart du temps on tâche d'agir en même temps sur la muqueuse ou le contenu intestinal.

Aussi a-t-on proposé tour à tour l'acide borique, le bicarbonate de soude, le chlorure de sodium, des infusions d'herbes aromatiques, l'ichtyol, le naphtol, le lysol, le tout indépendamment des lavements médicamenteux que nous avons envisagés plus haut.

A la suite de Fleiner, on a employé comme agent mécanique les lavements huileux. On injecte à l'aide d'une poire un verre d'huile d'olive le soir en se couchant et, contrairement aux grands lavages, on doit le garder le plus longtemps possible, toute la nuit même. Son action est de lubréfier les parois du gros intestin, de ramollir les scyballes et d'aider ainsi à leur évacuation. Un ou deux de ces lavements par semaine ont souvent donné d'excellents résultats.

Quant aux autres lavages, ils peuvent être plus souvent répétés : un tous les deux jours, pendant une certaine période de temps, dix jours par exemple; mais on interrompra cette médication pendant un laps de temps semblable pour le reprendre ultérieurement, si c'est nécessaire.

Dans la période intermédiaire, si la constipation persiste, il sera plus sage de s'adresser à d'autres procédés thérapeutiques que de continuer l'entéroclyse.

Certains malades d'eux-mêmes recourent à des lavages sans ordre du médecin et sans indications suffisantes, et, grâce à cet abus, ils ne tardent pas à en ressentir les inconvénients.

Mathieu et Roux, qui ont étudié cette question, ont toujours constaté l'existence consécutive d'une contraction spasmodique interne et d'ordinaire douloureuse du côlon.

L'entéroclyse devenait même par suite douloureuse et, d'après ces auteurs, le spasme pouvait arriver à provoquer des phénomènes d'occlusion intestinale.

D'autres personnes, à force de pratiquer des lavages, entretiennent leur constipation au lieu de la combattre, parce que leur muqueuse intestinale n'expulse plus les matières qu'après une excitation constamment répétée, et à la fin elle n'est plus capable d'agir spontanément.

Un autre inconvénient de l'abus des lavages, c'est l'entretien de la colite muco-membraneuse par le manque de repos de la muqueuse intestinale qui, toujours irritée, hypersécrète et se desquame toujours.

Une contre-indication du lavage se trouve du reste dans le spasme intestinal qui, s'il est trop marqué, ne permet pas au liquide de pénétrer bien haut et empêche le lavage d'agir.

Dans les cas enfin où l'on peut supposer que l'entéro-colite est liée à une appendicite chronique plus ou moins nette, la prudence veut qu'on s'abstienne de mobiliser l'intestin.

Compresses abdominales. — Lorsque le malade, après avoir fait son lavage intestinal, est au repos, il est souvent utile de recourir à ce moment même à l'emploi des *compresses abdominales*, qui du reste sont également indiquées au moment où les entéro-colitiques ont des crises paroxystiques.

Les compresses chaudes sont celles qui calment le mieux les douleurs. De la mousseline pliée en plusieurs doubles et trempée dans de l'eau à 40° est appliquée au creux épigastrique et maintenue par du taffetas gommé, pour éviter l'évaporation et le refroidissement, et de plus le tout est entouré d'une ceinture de flanelle. Le malade doit garder la compresse le plus longtemps possible, trois heures au moins, toute la nuit s'il le vent, la chaleur du corps maintenant la compresse à une température égale ; c'est un moyen simple, mais pourtant très efficace, pour calmer les douleurs.

Hydrothérapie. — Toutes les *pratiques d'hydrothérapie* méritent d'autant plus d'être utilisées et trouvent d'autant plus un emploi efficace que les entéro-colitiques sont souvent des neurasthéniques.

Drap mouillé. — Le *drap mouillé*, si bon sédatif nerveux, calme beaucoup certains entéro-colitiques, néanmoins il ne faut pas en abuser : la sensation de froid étant néfaste pour l'évolution du mal.

Aussi est-il utile de leur mettre, immédiatement après, des flanelles chaudes sur l'abdomen.

Douches. — Les *douches*, surtout tièdes ou écossaises, rempliront les mêmes indications et souvent avec plus d'efficacité que le drap mouillé.

Gakkel administre la douche abdominale sous pression peu élevée, l'eau tombant en pluie sur l'abdomen à la température de 37 à 38°.

Tubs. — Les *tubs* chauds et les ablutions au moyen d'une grosse éponge sont parfois nécessaires, surtout pour ceux qui n'ont ni les moyens, ni la possibilité de s'adresser à des établissements hydrothérapiques perfectionnés.

Bains. — Les *bains* atteignent le maximum de l'effet sédatif, surtout s'ils sont chauds et prolongés.

Nous n'insisterons pas ici sur les bains que les entéro-colitiques prennent dans les stations thermales et qui sont d'une efficacité reconnue de tout le monde, nous réservant d'y revenir plus loin.

Frictions. — Tous ces procédés hydrothérapiques doivent toujours être complétés par la *friction*, sèche ou alcoolisée, avec gants de crin, serviettes-éponges et substances aromatiques. De plus, le malade doit se livrer à un exercice modéré, suffisant pour provoquer la réaction salutaire, mais sans aller jusqu'à la fatigue, et cet exercice devra même être toujours suivi d'un repos absolu d'une certaine durée.

Massage. — Le *massage* a pris ces derniers temps une grande importance dans bien des affections où on ne songeait pas à l'employer il y a quelques années, et l'entéro-colite muco-membraneuse en particulier en bénéficie.

Nous n'avons pas ici à donner les détails de la technique du massage : nous rappellerons simplement qu'on procède par effleurage, par friction, par pression, par pétrissage et par percussion.

De plus, une variété de massage est constituée par le massage vibratoire qui se fait aujourd'hui à l'aide d'appareils spéciaux.

Ajoutons encore que le massage agit en provoquant les réflexes, en stimulant la circulation des veines, des capillaires et des lymphatiques; en augmentant la tonicité et la contractilité musculaires ; en excitant les sécrétions ; en influant enfin sur le système nerveux qui commande la région ; il produit en outre de bons effets sur la nutrition générale.

En ce qui concerne notamment l'entéro-colite muco-membraneuse, le médecin devra interdire l'emploi de manipulations trop excitantes ; trois modes d'action ont surtout leurs indications dans cette affection. Ce sont : d'abord les frictions et l'effleurage qui constituent un moyen efficace et utile pour combattre les douleurs. Ce sont ensuite les pressions lentes et graduées, particulièrement dirigées contre la constipation.

Enfin contre le spasme du côlon, on s'adresse surtout au massage vibratoire.

Les vibrations devront être courtes pour obtenir des effets calmants. Si elles se prolongent au delà de deux ou trois minutes, elles produisent au contraire un effet excitant.

En règle générale, on ne saurait trop insister sur les procédés de douceur, seuls applicables dans les cas qui nous intéressent.

Il est certain qu'ils constituent un des modes d'action les plus puissants contre le spasme et la constipation. Ils ont même pu suffire dans certains cas pour amener la guérison, associés bien entendu à un régime et à une hygiène bien combinés. Mazeran insiste sur un point : les séances de massage devront être, chez les spasmodiques, non seulement légères, mais encore très rapprochées et prolongées.

Si le massage agit localement, il a en même temps un rôle favorable sur la nutrition générale et sur l'harmonie fonctionnelle des muscles de l'organisme. On pourra compléter ces derniers effets par l'usage des différents exercices de gymnastique, sans compter les multiples appareils si simples actuellement en vogue qui peuvent être utilisés chez soi et qui reposent sur la mise en œuvre d'une résistance élastique déterminée et graduée plus ou moins exactement; il existe beaucoup d'instituts dans lesquels les malades peuvent se soumettre à une gymnastique raisonnée, à mouvements volontaires ou commandés, actifs ou passifs, dans lesquels la contracture isolée ou simultanée des muscles de l'abdomen permet de lutter non seulement contre la faiblesse de la paroi, mais encore contre l'atonie de la musculature intestinale.

Le massage est souvent d'autant plus utile dans l'entéro-colite, que cette dernière s'accompagne de ptoses. C'est dans ces cas surtout que son action favorise l'évacuation de l'intestin et que son rôle trophique réveille la contractilité des muscles à fibres lisses.

Une des grosses contre-indications du massage est évidemment constituée par l'existence de crises douloureuses paroxystiques, — une appendicite même chronique et en général tous les phénomènes inflammatoires abdominaux.

Ceinture abdominale. — *En cas de ptoses*, le principal traitement consiste dans le port d'une *ceinture abdominale*, ou d'un corset spécial qui maintiendront l'abdomen et la base du thorax et feront remonter les organes déplacés.

Plusieurs de ces appareils ont été perfectionnés ces derniers temps, suivant l'affection qui accompagne ou du moins qui détermine le plus souvent l'entéro-colite.

C'est ainsi qu'en cas d'hépatoptose les ceintures devront remonter jusqu'à la région de l'hypocondre droit, pour relever le bord inférieur du foie;

Qu'en cas de néphroptose simple ou double, une ou deux pelotes rénales viendront soutenir le ou les organes déplacés;

Qu'en cas de prolapsus des organes génitaux, on exercera une pression plus forte au niveau de l'utérus, en ayant soin au contraire de laisser plus de laxité dans la région supérieure, de façon à permettre à l'organe ptosé de remonter à sa place.

Enfin pour certaines malades chez lesquelles la

ceinture n'est pas supportée, ou qui sont des ptosiques généralisées sans qu'aucun organe ne soit particulièrement déplacé, on remplace avantageusement la ceinture par de larges bandes de tissu léger et élastique comme le crêpe Velpeau, qui maintiennent les organes sans entretenir une chaleur trop forte et désagréable aux malades.

La guérison de l'entéro-colite muco-membraneuse sous l'influence de l'amélioration de la ptose nous fait entrevoir déjà que c'est contre la maladie qui d'après nous crée l'entéro-colite que doit souvent être dirigé le traitement.

IV. — TRAITEMENT CHIRURGICAL.

Nous avons rappelé que l'entéro-colite n'est pas une entité morbide au sens propre du mot, mais qu'elle est bien plutôt liée à l'existence d'une maladie causale qui la tient sous sa dépendance directe.

La conclusion thérapeutique s'impose, traiter la maladie causale, c'est traiter l'entéro-colite. Quand les traitements médicamenteux et physiques auront échoué, on pensera à l'intervention chirurgicale.

Certes nous ne croyons pas que l'entéro-colite elle-même doive rentrer dans le domaine de la chirurgie ; si certains résultats ont été obtenus par la méthode chirurgicale et notamment par la *colostomie*, puis par l'*entéro-anastomose* (1), il n'en est pas moins vrai que de pareils procédés ne doivent être réservés qu'à des formes exceptionnelles.

(1) Labey. De l'intervention chirurgicale dans les formes graves de colites rebelles, 1902.

L'intervention chirurgicale, d'après nous, doit plutôt viser les organes primitivement malades, plutôt que l'intestin.

Le traitement sera ainsi un traitement véritablement pathogénique et c'est le but idéal de tout thérapeute. Le clinicien recherchera donc quel est l'organe primitivement atteint ou lésé et, si ses investigations sont positives, s'il découvre un organe malade ou ptosé, sa conduite s'en déduira tout naturellement.

— Est-ce l'appendice qui est pris? la question de l'intervention se posera et, à la Société médicale des hôpitaux, nous avons rapporté un grand nombre de cas où l'ablation de l'appendice plus ou moins atteint, peu importe, a déterminé d'une façon durable la disparition des muco-membranes.

— Est-ce l'appareil utéro-ovarien qui est lésé? C'est contre lui que se dirigera la thérapeutique médico-chirurgicale et les résultats en seront favorables, comme Dalché et comme nous-même avons pu le constater.

— S'agit-il de lithiase rénale et hépatique? l'ablation des calculs fera cesser l'entérite.

Nous avons déjà montré l'influence heureuse des ceintures en cas de ptoses; ajoutons que la *néphropexie*, témoin l'observation de Weber et tant d'autres, fait cesser les phénomènes entéritiques. Debove, du reste, a également pu constater l'influence du rein mobile sur la production des muco-membranes et leur disparition en cas de fixité.

— Enfin on n'oubliera pas d'étudier avec grand soin l'état de l'estomac des entéro-colitiques. Souvent on trouvera chez eux le syndrome pylorique, d'où nécessité, en dehors de tout traitement médicamenteux et de régime, de se poser la question de *gastro-entérostomie* et de *pylorectomie*.

Et plusieurs fois aussi nous avons vu l'entéro-colite céder après une intervention faite pour un ulcère stomacal, et, lorsque les troubles stomacaux se sont amendés, les muco-membranes ont disparu parallèlement.

Ces différentes conceptions trouvent une confirmation dans la statistique publiée par von Beck au 35e Congrès de la Société allemande de chirurgie, en 1904. Pour cet auteur, les symptômes nerveux sont secondaires à la colite et l'étiologie de cette dernière se retrouve dans les affections inflammatoires de la cavité abdominale contre lesquelles il a dirigé une intervention chirurgicale dont les malades ont souvent tiré profit. Sur 500 malades, il en a opéré 257.

Roussel, de Saint-Étienne, a été amené, fortuitement d'abord, empiriquement ensuite, à traiter et à guérir des entéro-colites muco-membraneuses. Dans d'autres cas, l'intervention permettait au traitement médicamenteux, infructueux avant l'opération, de devenir efficace après.

Nous retiendrons, parmi les cas de Roussel, celui dans lequel une de ses malades présentait une fissure à l'anus. La guérison de cette dernière par dilatation amena la disparition de l'entéro-colite.

Il nous semble que, dans ce cas, on est autorisé à supposer que la production des muco-membranes était un phénomène secondaire lié à la fissure.

De toute manière, il nous paraît évident que l'intervention chirurgicale constitue chez certains malades un procédé thérapeutique susceptible de donner des résultats, et nous concluons en disant que, si le régime et les agents physiques aidés des moyens médicamenteux n'ont pas donné tout ce qu'on est en droit d'en attendre, il y a lieu à se demander si l'entéro-colite ne relève pas d'une lésion viscérale permanente, justiciable de la chirurgie.

V. — PSYCHOTHÉRAPIE. — ISOLEMENT. — CURES D'AIR. STATIONS THERMALES.

On a l'habitude de dire que très souvent les malades contribuent pour une bonne part à exagérer leurs maladies.

Cette assertion se vérifie dans bien des cas, surtout lorsqu'on s'adresse à la classe si vaste des neuro-arthritiques, parmi laquelle se recrutent surtout les entéro-colitiques.

Par suite, le médecin aura à lutter chez ces malades contre le facteur moral dont ils sont les premières victimes. C'est là le rôle de la psychothérapie.

1° Psychothérapie.

Pour que la *psychothérapie* produise ses bons effets, il faut que le malade soit apte à en subir l'impression et, pour cela, il devra être placé dans les meilleures conditions de repos possibles.

Nous avons eu plus haut l'occasion d'insister sur le genre de vie qui convient aux entéro-colitiques; c'est ici le lieu de rappeler encore que le repos physique et moral constitue la base de l'existence à laquelle ils doivent être astreints, le repos seul contribue à calmer leur cerveau sans cesse inquiet de leur affection et de ses conséquences;

lorsque le malade sera calmé et reposé, la psychothérapie agira sur lui avec d'autant plus de fruit.

Cette psychothérapie, à notre avis, comprend deux éléments; elle doit, avant tout, s'adresser à l'état nerveux qui constitue le fond de l'individu. Elle doit lui montrer qu'il doit reprendre confiance en lui-même, que son mal n'est pas incurable et a été entretenu par son genre de vie et par les surmenages qu'il s'est imposés, etc. Elle utilisera les rémissions que la maladie offre toujours pour y trouver la démonstration et l'indication d'une guérison définitive. Elle s'efforcera de connaître les idées et les désirs personnels du malade pour agir, grâce à eux, et exercer une action d'autant plus efficace sur son esprit.

En un mot, elle variera suivant les circonstances et, pour exprimer notre pensée dans son entier, il faut que le médecin connaisse chacun de ses malades et parle à chacun d'eux comme il convient.

D'autre part, le malade devra être également soumis à un traitement psychique à un point de vue plus local : nous voulons parler des phénomènes intestinaux et spécialement de la constipation.

Chez les entéro-colitiques, la constipation est un objet permanent de craintes, devenant quelquefois même une véritable phobie, et cela surtout lorsque des phénomènes spasmodiques et douloureux viennent s'y surajouter.

Les lavages d'intestin trop prolongés, nous l'avons dit, entretiennent le spasme et, par suite, la constipation. Aussi n'est-il pas rare de voir les entéro-colitiques épouvantés à l'idée, fausse d'ailleurs, que leur constipation est si opiniâtre qu'elle résiste même aux lavements.

Il y a, en un mot, tout un ensemble morbide constitué par la perpétuelle préoccupation du malade à propos de son intestin : c'est contre cet ensemble que le médecin devra entrer en lutte, et ce ne sera pas la partie la plus facile de sa tâche.

Il devra pour cela *apprendre* au malade à aller à la selle et, par une véritable suggestion, arriver à le persuader que les garde-robes ne s'imposent qu'à un moment donné et toujours identique de la journée.

Rien n'est plus mauvais que d'aller à la selle à tous les instants, poussé par l'idée que les garde-robes soulagent les douleurs. On augmente ainsi le spasme et on aggrave le mal. Ce n'est que par la psychothérapie que le sujet arrivera à être convaincu de l'absolue nécessité de n'avoir qu'une garde-robe dans les vingt-quatre heures, et souvent il faut des efforts longs, patients et minutieux pour ancrer dans l'esprit du malade la notion qu'il lui faut éduquer son intestin.

Cette psychothérapie constitue un traitement de longue haleine : le médecin ne doit pas craindre de répéter plusieurs fois la même chose à un malade qui, s'il ne résiste pas à la conviction, est tout au moins hanté par de perpétuelles idées de doute. Aussi sera-t-il bon de suivre ses sujets pendant plusieurs jours consécutifs pour soutenir leur moral et, peu à peu, leur montrer l'amélioration à laquelle ils tendent chaque jour un peu.

Le médecin profitera de cette occasion pour examiner les selles des malades, ce qui présente en l'espèce un double intérêt. D'une part cet examen éclaire dans certains cas le diagnostic, ou, tout au moins, renseigne sur l'évolution du mal ; d'autre part, il met le médecin à même de rassurer son malade d'une manière plus matérielle, si l'on peut dire, lui montrant *de visu* que ses sécrétions intestinales sont en meilleur état et obéissent aux différents régimes et traitements ordonnés.

Si même un jour les muco-membranes sont plus nombreuses et plus abondantes, le médecin psychothérapeute trouvera une interprétation pour démontrer qu'il n'y a pas lieu de s'effrayer et que les choses n'ont pas été par là même aggravées.

En un mot, user d'ingéniosité, de patience, d'autorité, tel est l'ensemble des règles qui président à la psychothérapie.

Elles aboutissent à créer un lien de confiance entre le médecin et son malade et, ainsi, soutiennent ce dernier en calmant l'élément nerveux, toujours prédominant chez lui, et dont le rôle est si important dans toutes les manifestations et dans la marche de l'entéro-colite.

2° Isolement et cures d'air et d'altitude.

La psychothérapie a parfois besoin d'user d'un moyen plus radical : *l'isolement*. Ce dernier est indiqué, d'une part, chez les malades rebelles à tout traitement, qui se refusent au régime, ou n'ont pas assez de force de caractère pour s'y soumettre ; d'autre part, il est encore indiqué lorsqu'on est en présence d'entéro-colitiques qui sont en même temps des neurasthéniques invétérés et lorsque les deux affections marchent de pair, liées l'une à l'autre.

L'isolement vise alors autant l'élément neurasthénique que l'élément entéritique, condition importante, parce que l'entérite s'améliore en général avec la neurasthénie ; mais l'isolement est une arme à double tranchant et, si chez certains malades, il procure une amélioration manifeste et une sédation marquée de tous les symptômes morbidés; chez d'autres, au contraire, l'effet est inverse et les malades s'enfoncent de plus en plus dans leurs idées tristes, dépourvus qu'ils se trouvent de distractions extérieures et de tout dérivatif à l'obsession de leur maladie. Aussi croyons-nous qu'il ne faut user de l'isolement qu'à bon escient, après avoir tâté son sujet et s'être entouré de toutes les garanties nécessaires. Il est des cas où son effet a été des plus heureux.

L'isolement doit être constitué sous la surveillance d'un médecin compétent et rien ne serait plus dangereux pour un malade que d'être livré à lui-même. Ce serait la porte ouverte à toutes les imprudences ainsi qu'à un découragement inévitable.

C'est notamment en Suisse et en Allemagne qu'on trouve une organisation répondant à tous ces desiderata.

Les malades qu'on y envoie sont soumis à la fois à une cure d'air et à une cure de repos et d'isolement avec régimes appropriés (alimentation, hydrothérapie, etc.). Ces établissements rendent d'incontestables services, mais ce n'est pas à leur situation qu'il faut en être surtout redevables.

La question *d'altitude* a son rôle que nous ne nions pas et qui a son importance, mais qui ne vient qu'au second plan : de même que celle du climat. Il est certain qu'en France on pourrait obtenir d'aussi bons résultats. Il suffirait d'avoir des établissements hors des villes, dans un milieu très aéré, tranquille et sain, et d'y instituer le traitement moral et physique qui forme la base essentielle de la thérapeutique entéro-colitique, et, nous pouvons l'affirmer à l'avance, les malades seront améliorés et guériront sans qu'il leur ait été nécessaire de s'éloigner de leur milieu et de leur pays même.

En parcourant les publications consacrées à l'entéro-colite et à son traitement, on voit que les auteurs y recommandent plusieurs stations situées à l'étranger. Leur action est certainement efficace, mais elles agissent par un ensemble de conditions d'aération, d'isolement et de climat qui ne leur sont pas spéciales et dont on pourrait trouver la réalisation dans bien d'autres endroits, pourvu qu'on y puisse rencontrer abondance de laitages, d'œufs et de légumes qui sont la base du régime alimentaire de l'entéro-colitique.

Ce n'est en effet pas la qualité du climat qui prime ici la situation : l'entéro-colite ne demande pas un climat particulier, ni climat marin, ni climat d'altitude ou de plaine, ni trop de sécheresse, ni trop d'humidité. Il suffit simplement que le malade soit dans un lieu aéré où les déclivités de terrain permettent sans effort un exercice modéré et où la température soit assez tempérée pour ne nécessiter aucune précaution spéciale ni dans un sens, ni dans l'autre.

Nous croyons qu'il n'y a pas lieu de considérer comme justifiée l'idée d'un traitement basé sur la climatothérapie seule. La *cure d'air* n'agit qu'entourée de bonnes conditions adjuvantes dont un médecin compétent aura la direction.

3° Stations thermales.

Il est toutefois certaines stations thermales dont l'action sur l'entéro-colite est acceptée de tous, mais elles agissent surtout par la vertu de leurs eaux et par la direction qu'on y impose au régime alimentaire et aux pratiques hydrothérapiques.

Certaines de ces stations sont situées en France ; mais nous dirons d'abord quelques mots de celles qui sont à l'étranger.

1° *Stations étrangères.*

Hombourg. — L'eau jaillit de la source appelée « source Elisabeth ». Elle contient notamment du chlorure de sodium, du fer, de l'acide carbonique et du lithium. On en prend par jour 750 à 1000 grammes en 3 fois à jeun, en mettant entre chaque prise un intervalle de 15 à 20 minutes ; ou bien on répartit la dose dans la journée entière, en prenant 250 à 300 grammes une demi-heure environ avant chaque repas.

L'exercice corporel y est absolument nécessaire ; la saison y dure de 3 à 6 semaines à n'importe quelle époque de l'année.

Avec ces eaux, sont incompatibles les aliments gras, les aliments acides et les fruits crus, ainsi que la bière qui est à peine tolérée.

Enfin les eaux de Hombourg sont aussi employées en bains, injections, douches.

Le sel de Hombourg purge doucement, facilite la digestion et s'emploie dans les mêmes cas que l'eau Elisabeth.

Il ne faut pas oublier que cette dernière augmente la sécrétion urinaire et celle de l'urée, mais surtout, en accélérant la circulation du sang, s'oppose à la congestion du système porte et a un effet utile pour l'intestin, agissant directement sur la muqueuse digestive.

Elle est contre-indiquée dans les cas d'affections cardiaques. Les autres sources de cette station ne sont guère employées pour les entéro-colitiques.

Carlsbad. — Les eaux de Carlsbad sont alcalino-salines, incolores, mais ont une saveur un peu acidulée et salée. On y trouve des sources chaudes et des sources froides, ces dernières contenant plus d'acide carbonique.

Les principaux agents thérapeutiques de ces eaux sont le sulfate et le carbonate de soude, le chlorure de sodium.

L'eau de Carlsbad se prend le matin à jeun, lentement par petites gorgées, en espaçant les verrées par quelques minutes d'intervalle.

La dose varie suivant les cas. De plus, leur usage entraîne à certaines règles diététiques : c'est ainsi que le dîner sera très peu copieux et que le premier déjeuner sera assez éloigné du moment où aura été absorbé le dernier verre d'eau (une heure et demie) ; les malades s'abstenant de prendre des aliments gras, ainsi que toutes substances qui, par leur composition chimique, pourraient neutraliser l'action des eaux. D'une manière générale, on exclura complètement de l'alimentation les aliments lourds ou fermentés.

Le régime devra être suivi d'une manière très sévère pour permettre aux eaux d'avoir leur plein effet. Nous n'insisterons pas sur les règles qui président à l'hygiène physique ; elles sont les mêmes que partout ailleurs.

Quant au sel que l'on retire des eaux et qui remplacera souvent avantageusement l'emploi du sulfate de soude, il est universellement répandu et on l'absorbe à petites doses souvent répétées, ou à dose massive suivant le tempérament des malades et l'effet qu'on veut obtenir.

Les eaux-mères enfin qui proviennent de la fabrication du sel sont très employées pour les bains.

Marienbad. — Voisine de la station précédente, elle rivalise avec elle pour les heureux résultats qu'on y obtient. Ce sont aussi des eaux sulfatées sodiques dont la teneur varie suivant les sources. Outre le sulfate, on y rencontre surtout du bicarbonate de soude et du chlorure de sodium. Leur température varie de 6 à 13°.

Les eaux de Marienbad se prennent à peu près comme celles de Carlsbad : 2 verres à jeun de très bonne heure, avec intervalle de 15 à 30 minutes. Abstention de toute alimentation une heure avant ou après l'absorption des eaux. On peut aller jusqu'à 6 verres par jour dans les cas extrêmes. Le régime y est comme partout un élément de succès et un adjuvant nécessaire pour le soulagement des entéritiques.

On y extrait aussi du sel des eaux et certaines sources sont utilisées pour le traitement externe et administrées en bains.

Enfin on utilise aussi des boues minérales qui sont formées par des substances minérales et végétales, traversées par des courants de gaz et d'eau.

Kissingen. — Les eaux de Kissingen se prennent par quantité de 250 grammes le matin à jeun en une ou plusieurs fois. On prend pour les absorber des précautions analogues à celles signalées pour Carlsbad et le régime s'y observe avec la même rigueur.

L'analyse de ces eaux révèle cependant une grande différence, car elles contiennent surtout du chlorate de soude, du carbonate de chaux, du sulfate de chaux et de plus une grande quantité d'acide carbonique. On a parfois rapproché cette station de Châtel-Guyon et, sans enlever à chacune leurs mérites respectifs, on peut dire que la station française n'a rien à envier à sa rivale allemande.

Mondorf. — Mondorf amène de grands soulagements chez les entéritiques très constipés.

2° *Stations françaises.*

La richesse hydro-minérale de notre pays offre aux entéro-colitiques des ressources très appréciables pour leur soulagement et leur guérison. Nous étudierons, successivement, les stations spécifiques des déséquilibrés du ventre, d'après les indications des spécialistes compétents, auxquels la pratique journalière a permis de connaître tous les détails du traitement hydro-minéral de l'entéro-colite.

Plombières (1). — « Le traitement de l'entéro-colite muco-membraneuse constitue pour Plombières une véritable spécialisation.

Les eaux, alcalines, sulfatées, silicatées sodiques et arsenicales, sont très faiblement minéralisées et remarquables par leur abondance et la variété de température des différentes sources. Ajoutons que les recherches récentes de M. Curie ont démontré la présence dans les eaux d'émanations radio-actives. A cet égard, Plombières tient de loin le

(1) Ce paragraphe sur Plombières a été rédigé par le Dr Félix Bernard (de Plombières).

premier rang dans la gamme des eaux minérales françaises ; et peut-être y a-t-il lieu de rattacher à ces émanations l'action sédative des bains.

Les eaux sont employées en boisson, bains, douches, lavages intestinaux, étuves. On peut ainsi instituer à Plombières des médications bien différentes. L'on obtiendra des effets excitants au moyen de bains chauds et courts et de certains procédés hydrothérapiques. Mais la caractéristique de la cure consiste dans l'emploi des procédés sédatifs ; les bains tièdes ou tempérés (33° à 36°) constituent ainsi la *médication-type* de Plombières.

Les bains calment les phénomènes douloureux et éréthiques et modèrent la désassimilation du système nerveux. Ces propriétés lénitives et calmantes sont surtout remarquables lorsqu'elles s'exercent sur les affections du tube digestif, intestin et estomac. En agissant plus ou moins directement sur l'innervation de ces organes, les bains modifient leurs sécrétions, combattent les phénomènes inflammatoires et spasmodiques dont ils sont le siège et régularisent leurs fonctions.

On a pu comparer le bain de Plombières à un immense cataplasme. Plombières serait le Néris du ventre. L'action exercée sur la sécrétion gastrique paraît aussi être sédative. Les bains amènent une diminution de l'acidité totale, de l'acide chlorhydrique libre et de l'acide combiné du suc gastrique.

Les eaux de Plombières jouissent aussi de propriétés antirhumatismales ; à rapprocher de cette action sur le rhumatisme, la diminution d'acide urique observée au cours du traitement. Ces trois ordres de faits : *sédation du système nerveux ; amélioration des fonctions digestives ; action anti-arthri-*

tique expliquent l'action de Plombières dans l'entérite muco-membraneuse.

En attribuant au bain sédatif de Plombières une place prépondérante dans le traitement des entérites, je ne veux pas nier la valeur des autres médications utilisées à la station, mais je tiens à mettre en relief l'action spéciale de ce bain. Comment expliquer cette action ? Y a-t-il absorption par la peau d'éléments minéraux dissous, qui passent dans le torrent circulatoire et agissent d'une façon élective sur les filets du sympathique abdominal? On sait que l'absorption par la peau dans les bains n'est pas encore bien démontrée. Faut-il faire intervenir des phénomènes électriques?

J'inclinerais plutôt à croire que les principes contenus dans l'eau du bain (sels dissous, gaz, émanations radio-actives) impressionnent les extrémités nerveuses terminales de la peau.

Ces extrémités nerveuses seraient ainsi le point de départ d'un réflexe qui se transmettrait aux plexus abdominaux soit diversement, soit plutôt par l'intermédiaire du système nerveux central; car la sédation est générale. Mais laissons les hypothèses de côté et retenons seulement le fait clinique.

On donnera donc des bains aux malades atteints d'entéro-colite muco-membraneuse. Mais on n'oubliera pas que ces malades doivent être soignés avec une délicatesse extrême, et on évitera de leur faire subir des traitements intensifs. Les bains, très courts au début, seront prolongés progressivement suivant la tolérance du sujet. Si le but est dépassé, c'est-à-dire si la sédation est trop accentuée et arrive à la fatigue et à la dépression, l'on prescrira quelques douches toniques. Au contraire, si l'on veut pousser à la sédation, l'hydrothérapie tiède sera utilisée, concurremment avec les bains.

On pourra prescrire souvent avec avantage une sorte de douche abdominale, que l'on désigne sous le nom de douche sous-marine. Le jet est dirigé, avec une très faible pression, à travers l'eau du bain, sur l'abdomen. On combine ainsi les effets d'un massage très doux avec ceux de la thermalité de l'eau projetée.

Pour ce qui est des lavages intestinaux qui constituent une pratique excitante, ils peuvent être parfois fort utiles, mais ne sont qu'un procédé d'exception, tandis que le bain qui est un procédé sédatif s'applique à la plupart des cas. Toutefois l'installation des douches intestinales est très perfectionnée à Plombières : il est très facile, avec les appareils en usage, de graduer la pression, la température et la quantité de l'eau introduite dans l'intestin ; il ne s'agit donc pas là d'un procédé brutal et violent qui serait à redouter.

La cure aura pour effet de calmer l'éréthisme nerveux, d'atténuer les douleurs, de procurer aux malades un calme bienfaisant, de modérer, par la sédation s'exerçant sur les nerfs de l'intestin, l'excitation sécrétoire et nervo-motrice dont cet organe est le siège. D'autre part, comme ces malades ont presque tous des tares arthritiques, les eaux, dont on connaît l'action antirhumatismale, auront, en outre, sur la diathèse une influence curative.

Toutefois, ce n'est généralement pas au cours du traitement que ces modifications se produisent.

Au contraire, il n'est pas rare de voir les malaises continuer et même augmenter d'intensité pendant la saison, et souvent c'est deux mois seulement après la cure qu'une amélioration réelle est constatée; il est vrai qu'alors elle fait rarement défaut.

Quelles sont les formes d'entéro-colite mucomembraneuse que l'on doit adresser à Plombières?

D'une façon générale, les nerveux, les éréthiques, les congestifs, les sujets qui ont des manifestations arthritiques bien nettes sont justiciables du traitement.

Dans les formes d'entéro-colite douloureuses, dans celles où l'on constate du spasme intestinal, dans les formes diarrhéiques, dans celles qui s'accompagnent de crises gastriques pénibles, Plombières est aussi particulièrement indiqué. L'effet est moins certain chez les sujets très anémiés, atones, torpides, lymphatiques; des eaux plus toniques doivent alors être conseillées. »

Luxeuil. — Luxeuil, station voisine de Plombières, peut être très utile aux entéro-colitiques dont la maladie vient d'une origine utéro-annexielle, ainsi que l'a démontré Langenhagen.

Châtel-Guyon (1). — « Les eaux de Châtel-Guyon s'emploient en boisson et en applications externes.

Eau en boisson. — L'eau en boisson constitue la partie essentielle du traitement. Au point de vue physiologique, Gubler avait parfaitement défini son action, en disant qu'elle « est stimulante de toutes les fonctions du tube digestif et de ses annexes ».

Les premières recherches faites par Aguilhon de Saran en 1879, ont montré qu'à faible dose l'eau de Châtel-Guyon est apéritive, eupeptique et diuré-

(1) Ce paragraphe sur Châtel-Guyon a été rédigé par les Drs Foucaud et Mazeran, de Châtel-Guyon.

tique, elle augmente l'excrétion de l'urée et donne un coup de fouet à la nutrition ; à dose plus élevée, elle est laxative et détermine de l'hypersécrétion biliaire; à forte dose enfin elle est purgative.

Cette action laxative semble due au chlorure de magnésium qui y entre pour 1gr,56 et qui est purgatif à la dose de 1gr,50 à 2 grammes. Laborde, dans une série d'expériences, est venu confirmer cette opinion : ce sel introduit dans l'intestin ou dans le torrent circulatoire provoque une augmentation du péristaltisme de l'intestin et de l'estomac, de l'hypersécrétion des glandes digestives et en particulier du foie. Cette hyperexcitabilité ne semble pas d'ailleurs limitée au tube digestif, mais elle s'étend à toutes les fibres lisses de l'économie (vaisseaux, poumons, vessie, utérus, etc.).

Si, en regard de ces expériences physiologiques, nous plaçons l'action de nos eaux dans l'affection la plus nettement indiquée à Châtel-Guyon, la constipation, la clinique nous montre des effets très variables :

Tantôt il y a effet laxatif immédiat et durable.

Tantôt cet effet est tardif et durable ; parfois intermittent; souvent la constipation est plus accentuée pendant le traitement, mais disparaît après la cure. Quelquefois enfin, la constipation persiste pendant et après la cure, quelles que soient les doses d'eau absorbées et quel que soit l'état intestinal.

C'est que dans les eaux de Châtel-Guyon, le chlorure de magnésium n'est pas le seul principe actif et que leur action n'est pas seulement localisée à l'intestin. A l'action laxative du sel de Rabuteau, le fer, les chlorures viennent ajouter une action tonique, pour ne parler que des effets bien connus : « Les principes qu'elles contiennent, écrivait Raulin en 1774, sont tous propres par leur combinaison à modérer l'action du sel cathartique qui les rend purgatives. » Leur action principale est cette tonification qu'elles exercent sur l'état général et le système nerveux d'une part, sur le tube digestif de l'autre. C'est elle qui rend leur effet durable et s'il est nécessaire de résumer leur action, on peut dire d'elles qu'elles sont des eaux *toni-laxatives*.

Applications externes. — Tous les modes de la médication physiothérapique sont appliqués à Châtel-Guyon et surtout développés en vue des malades qui fréquentent la station : hydrothérapie, mécanothérapie, électrothérapie, massage. Ces installations ne présentent rien qui soit particulier à la station. Deux pratiques hydriatiques au contraire lui sont spéciales : le bain d'eau minérale courante et les irrigations intestinales.

a. *Bain d'eau minérale courante.* — Par son action essentiellement tonique, il est un précieux adjuvant de la médication interne.

Il est constitué, comme son nom l'indique, par l'arrivée dans chaque baignoire d'eau minérale venant directement de la source. On réalise ainsi pour chacune d'elles ce que l'on cherchait autrefois à obtenir en installant au-dessus du griffon une piscine commune. Ces bains sont donnés à leur température native de 28 et 34°, procurant au malade, suivant le mot de Landouzy, « un enlacement virginal avec la nymphe ».

Ils ont une action excitante et tonique dans la production de laquelle semblent intervenir plusieurs facteurs : leur riche minéralisation en chlorures, le renouvellement incessant de leur milieu, mais surtout leur richesse en CO^2 et leur température.

L'impression que l'on éprouve en entrant dans l'eau est une sensation de fraîcheur : en même temps se produit une vaso-constriction périphérique, de l'anémie de la peau, de la chair de poule. Puis la peau se recouvre d'une infinité de petites bulles gazeuses, elle s'hyperhémie ; à la phase de vaso-constriction fait suite une phase de vaso-dilatation, on a une sensation de courants chauds sur le corps. Si le malade s'agite, les bulles gazeuses se détachent et le froid reparaît. Après le bain, la sensation de chaleur persiste, la peau reste rouge, comme sinapisée ; le malade éprouve un sentiment de force et d'allègement.

L'acide carbonique, en s'attachant aux aspérités de la peau, forme un manchon isolant qui l'empêche de perdre sa chaleur ; elle se réchauffe d'autant plus que la vaso-dilatation dégage plus de calories et que l'écran gazeux les conserve toutes. De plus, comme il y a sur la peau des bulles qui s'accrochent et d'autres qui éclatent, une infinité de points du tégument passent successivement du froid au chaud. Cet éclatement des bulles réalise l'effet d'une infinité de douches alternativement froides et chaudes.

Ces modifications de la circulation périphérique retentissent sur les organes profonds, soit en modifiant leur circulation, soit par voie réflexe, pour aboutir en fin de compte à une stimulation générale de toutes les fonctions et de tous les viscères. Cette action est d'autant plus accusée que le bain est plus frais et que sa richesse en CO^2 est plus grande. Aussi est-il facile de mesurer la dose de stimulation à provoquer en graduant la température, en modifiant l'écoulement gazeux et la durée du bain.

b. *Irrigations intestinales.* — Les effets des irrigations tiennent surtout à leur minéralisation et à leur température. Comme l'eau prise en boisson, elles déterminent une augmentation du péristaltisme intestinal et une hypersécrétion des glandes digestives et du foie. Elles ont aussi sur la muqueuse intestinale une action modificative et antiseptique. Souvent enfin, quand il y a intolérance gastrique, elles peuvent avantageusement suppléer à l'absorption de l'eau.

De même que pour les bains, on peut doser l'action excitante des irrigations, suivant la quantité d'eau minérale employée et suivant leur température.

L'eau fortement minéralisée, à une température éloignée de celle du corps, provoque surtout des effets excitants; l'eau faiblement minéralisée, à une température voisine de 38°, provoque plutôt de la sédation.

Action des Eaux. — Si, pour les classiques, le malade type de Châtel-Guyon est l'atone avec une faiblesse de tout le système nervo-moteur, il n'en est pas moins vrai que les spasmodiques trouvent dans cette station et dans l'action des eaux un bénéfice énorme.

Chez les atones, Châtel-Guyon rétablit les fonctions ralenties excitant à la fois la motricité, la sécrétion intestinale et le système nerveux. L'eau se prendra à haute dose (jusqu'à 800 grammes). Les irrigations, les bains d'eau minérale courante dont on pourra varier la température de 28° à 34° seront autant d'agents excellents pour régulariser la circulation si défectueuse chez les atones. Parfois l'effet est lent à se produire et le malade devra quelque temps, pour lutter contre la constipation qui souvent s'augmente avant de céder complètement, se servir de sulfate de soude ou de comprimés de sels de Châtel-Guyon, ou bien encore de quelques verres de l'eau de la source Gubler.

Chez les spasmodiques, si le spasme est primitif, il faut rendre le traitement toni-sédatif, comme l'a démontré Mazeran; s'il est secondaire, on demandera à Châtel-Guyon d'être surtout sédatif de l'intestin, les agents thérapeutiques devant surtout s'adresser à la lésion causale. »

Vichy. — « Si Plombières et Châtel-Guyon agissent directement sur l'intestin, il est une station dont les entéro-colitiques retirent aussi un grand bénéfice, bien qu'elle soit plus connue dans le traitement d'autres affections; nous voulons parler de Vichy (1).

Eau minérale en boisson. — Il fut un temps où les eaux de Vichy eurent la réputation d'être purgatives ou laxatives. En réalité, sous l'influence de doses excessives utilisées jadis, les malades en traitement ne tardaient pas à avoir de véritables indigestions d'eau. Plus récemment, un médecin de Vichy indiquait que ces eaux favorisaient plutôt la constipation. En réalité, voici ce qui se passe : pendant la première semaine, il se fait un travail actif dans les diverses glandes de l'organisme, caractérisé par une phase congestive, ces glandes ne fonctionnant pas encore régulièrement; la constipation augmente pendant les premiers temps.

(1) Ce paragraphe sur Vichy a été rédigé par le Dr Salignat (de Vichy).

Pour éviter cet inconvénient, certains médecins de Vichy ont recours aux petites doses de sulfate de soude répétées.

Dès la fin de la première semaine, les sécrétions commencent à se régulariser et c'est à cette époque également que les selles deviennent régulières et normales.

L'amélioration persiste pendant toute la durée de la cure et la guérison de l'entéro-colite muco-membraneuse obtenue est durable.

Le point délicat et essentiel de l'administration de l'eau minérale en boisson est de donner aux malades l'eau des sources qui conviennent à l'affection chronique dont ils sont atteints, affection qui détermine, par influence réflexe, les poussées d'entéro-colite muco-membraneuse.

Les malades atteints d'hyperchlorhydrie ou d'ulcus de l'estomac se trouveront bien de doses fractionnées d'eau de Chomel, variables suivant leur tolérance et le degré de leur affection.

Les lithiasiques biliaires ne boiront pas indifféremment à l'une quelconque des trois sources qui leur conviennent plus particulièrement : Chomel, Hôpital, Grande-Grille. Cette gamme ascendante permet de suivre la tolérance de leurs voies biliaires, étape par étape.

Dans la lithiase rénale, il importe de débuter par des sources chaudes comme l'Hôpital. Plus tard les sources froides : le Parc, les Célestins, Dubois, seront employées avec les sources chaudes ou seules, suivant les indications.

Dans les affections utéro-annexielles, le choix de la source et des doses est indiqué par l'état du tube digestif et par les modifications à apporter à l'état général. Nous signalons l'emploi des sources arsenicales-ferrugineuses comme Mesdames et Lardy, chez les anémiques et les chloro-anémiques.

Bains minéraux. — Les bains d'eau de Vichy, pure ou le plus souvent coupée d'eau ordinaire, donnés à la température de 34° à 35°, ont des effets sédatifs d'une grande utilité dans le traitement de l'entéro-colite muco-membraneuse. Ces bains peuvent être répétés chaque jour pendant la cure, car loin d'avoir les effets déprimants d'un bain ordinaire, pris à la même température, ils ont au contraire des effets toniques très remarquables.

Ils favorisent, d'autre part, la diurèse plus activement que les bains ordinaires.

L'action des bains minéraux peut s'expliquer : 1° par l'énorme quantité de sels minéraux qu'ils contiennent (de 1 à 2 kilos par bain); 2° par l'action sédative et révulsive de l'acide carbonique contenu dans l'eau minérale et s'en dégageant à l'état naissant; 3° par l'état électrique de l'eau de Vichy qui a été constaté bien avant les découvertes récentes sur la radio-activité.

Hydrothérapie. — Les différentes douches générales, ordinaires ou minérales, peuvent être appliquées à Vichy, au traitement de l'entéro-colite muco-membraneuse. La douche qui donne les meilleurs résultats par ses effets sédatifs est la douche générale tiède prolongée à 37° ou 38° en jet mobile brisé, avec percussion modérée. La douche chaude progressive de 36° à 40° donne aussi de bons résultats dans certains cas.

On ne doit jamais oublier qu'il faut toujours avoir recours à des procédés de douceur pour le traitement hydrothérapique de l'entéro-colite muco-membraneuse.

Bains de piscine. Bains à eau courante. — A Vichy, les bains à eau courante peuvent être donnés dans des piscines individuelles appelées encore : bains debout.

Dans ces piscines, les malades peuvent être debout ou assis, ils peuvent séjourner longtemp dans l'eau, tout en s'occupant de lecture ou autres divertissements. Dans les cas d'entéro-colite muco-membraneuse, on obtient des effets décongestifs et antispasmodiques soit généralisés, le malade étant plongé entièrement dans l'eau, soit localisés à l'abdomen, le malade étant dans l'eau jusqu'au niveau de la base du thorax. Le séjour dans ces piscines peut être plus ou moins prolongé : une demi-heure, trois quarts d'heure, une heure. L'eau pure ou minéralisée est élevée à la température voulue : 28°, 32°, 34°. Dans ces piscines, on peut prendre soit un bain à eau dormante, soit un bain à eau courante.

Douche sous-marine. — Pour la douche sous-marine, le malade est placé dans une baignoire remplie d'eau dans le fond de laquelle se trouve un conduit amenant une colonne d'eau sous pression et à des températures variables. L'effet de cette douche peut être antispasmodique, comparable à un véritable effleurage de l'abdomen, manœuvre de massage qui réussit très bien dans les cas d'entéro-colite muco-membraneuse.

De plus, grâce à l'écoulement de l'eau de la baignoire, on réalise en même temps un véritable bain à eau courante.

Douches ascendantes. Lavages de l'intestin.

Entéroclyse. — La douche ascendante se donne avec de l'eau minérale pure ou coupée, à des températures et à des pressions différentes. Le malade est ordinairement placé en position couchée.

La douche ascendante à Vichy est moins fréquemment employée que le lavage de l'intestin qui se pratique avec le même appareil, mais avec une pression minimum (40 à 50 centimètres).

Ce dernier procédé permet de réaliser un véritable bain interne, dont on peut varier les effets en utilisant l'eau ordinaire bouillie ou l'eau minérale, ou encore un mélange des deux à des températures variables. Le lavage de l'intestin doit toujours être pris par le malade dans la position couchée. On emploie le plus habituellement pour ces lavages 2 litres de liquide à une température de 38°, mais le réservoir placé dans chaque cabine peut contenir jusqu'à 10 et 12 litres. L'avantage de ces lavages avec l'eau de Vichy est d'agir sur la muqueuse intestinale par action topique, due aux propriétés de l'eau minérale. Toutes les eaux de Vichy du reste n'ont pas les mêmes propriétés et nous signalons ici l'action antispasmodique de l'eau de Chomel, utilisée en bain interne ou en lavage de l'intestin.

Vichy a aussi à sa disposition l'électricité et la mécanothérapie, qui sont souvent des adjuvants, avec le massage, pour le traitement des entérocolitiques. »

VI. — ÉLECTROTHÉRAPIE.

« La colite muco-membraneuse avait jusqu'à ces derniers temps peu attiré l'attention des électrothérapeutes (1), qui ne la différenciaient pas de la constipation chronique.

Les procédés habituellement employés avaient pour but de provoquer de violentes contractions des muscles de la paroi abdominale (faradisation énergique, galvanisation interrompue) ou de la fibre intestinale (lavement électrique, applications intrarectales) parce qu'on vivait sur cette idée que la colite était due à l'atonie de l'intestin ; et par ces procédés que nous appelons « procédés de force », on se proposait de lutter contre l'absence de péristaltisme suffisant de cet organe.

Les résultats obtenus du reste étaient fort peu encourageants, et la raison de ces insuccès semble être donnée, par cette notion encore assez récente, que la colite s'accompagne le plus souvent de spasme et non pas d'atonie ; et que les « procédés de force », en produisant des irritations de l'intestin, exagèrent le spasme au lieu de le combattre (Fleiner, Cherchewsky, Schœler, etc.).

Nous estimons également avec ces auteurs que toute cause capable d'agir violemment sur la musculature abdominale et intestinale est de nature à exagérer le spasme ; aussi avons-nous estimé qu'il fallait utiliser seulement des « procédés de douceur » (Delherm et Laquerrière).

Si l'on tient compte des conceptions actuellement en honneur, il semble en effet que les méthodes capables d'amener une sédation générale du système nerveux, ou de produire une action calmante locale sur l'intestin, doivent prendre une place de plus en

(1) Ce paragraphe a été rédigé d'après les notes du Dr Delherm.

plus large dans la thérapeutique électrique de la colite muco-membraneuse.

Les indications qui se posent, en dehors bien entendu des prescriptions diététiques sans lesquelles il est impossible de rien espérer, sont : 1° d'agir sur l'état général, 2° d'agir sur l'état local.

1° **Traitement de l'état général.** — Pour traiter l'état général névropathique qui coexiste toujours avec la colite, c'est au bain statique qu'il faut avoir recours. Le malade est placé sur le tabouret isolant relié à une machine puissante. La durée de la séance est de cinq minutes environ la première fois, de manière à tâter la susceptibilité du malade, et portée ensuite à dix, quinze, vingt minutes; c'est en général avec des séances longues qu'on obtient les meilleurs résultats. Il est même bon de faire, en même temps, la douche statique sur la tête.

La douche statique agit surtout comme agent sédatif du système nerveux, elle calme au même titre que l'hydrothérapie, avec cet avantage qu'elle peut être utilisée par les rhumatisants, et par ceux qu'incommode la douche. Cette action calmante générale est d'une très grande importance, étant donné le rôle que joue l'état général dans la production ou dans l'entretien de la colite. Pawlow a en effet encore montré récemment combien l'irritabilité nerveuse, les émotions, en un mot tout ce qui excite le système nerveux, réagit sur l'intestin en en arrêtant le péristaltisme. Kronecker a montré aussi que le cours d'une boule d'argent introduite dans une anse isolée est vivement influencé par les émotions tristes ou gaies, et C. .non, sur des chats dont il regardait l'intestin aux rayons X, a bien mis en lumière le rôle inhibiteur des émotions.

Au point de vue clinique, la statique amène souvent le sommeil ; elle permet au malade de réparer son énergie nerveuse, on peut avec elle calmer les algies multiples qui font si souvent cortège aux états neurasthéniques ; enfin on active la nutrition de ces malades, qui s'alimentent mieux, augmentent de poids : nous avons presque toujours vu chez nos malades une augmentation moyenne de 2 à 5 kilogrammes pendant la durée du traitement.

2° **Traitement local.** — *Indications.* — Nous n'avons jusqu'à présent soumis au traitement électrique que des malades sur lesquels les traitements médicamenteux dirigés depuis un temps assez long par un médecin compétent n'avaient donné aucun résultat appréciable. Mais nous estimons qu'il ne faut pas attendre trop longtemps avant de soumettre les malades au traitement électrique parce que les médications habituelles (laxatifs salins, lavages intestinaux, purgatifs), comme l'ont montré Mathieu, Roux, Boas, etc., arrivent à la longue à augmenter le spasme et par conséquent la constipation, et en faisant un appel quotidien au réflexe à en provoquer l'atténuation par l'accoutumance. Nous pensons que l'électrisation doit être aussi précoce que possible parce que les résultats obtenus le sont d'autant plus rapidement que la malade a eu son intestin moins irrité par les médications antérieures.

Contre-indications. — Il n'y en a point d'absolue, mais les malades que leur état nerveux met dans l'impossibilité de se soumettre aux règles édictées par le médecin, les raisonneurs, les phobiques sont ceux qui bénéficient le moins du traitement. En cas de crise aiguë d'entérite, il vaut mieux s'abstenir de toute intervention.

Marche générale du traitement. — La marche à suivre est des plus simples. Elle consiste à substituer lentement ou brusquement selon les cas, le traitement électrique au traitement déjà utilisé. En général, entre la première et la douzième séance, les selles spontanées se produisent, mais il faut encore continuer le traitement pendant un certain temps.

Au début et pendant la première quinzaine où l'on a des selles spontanées, il faut faire trois séances, par semaine, dans la quinzaine qui suit deux seulement, ensuite une dans les derniers quinze jours.

Il faut, pour avoir des résultats durables, une moyenne de 25 à 30 séances, ce chiffre du reste pourra être beaucoup moindre dans les cas moyens.

Méthode électrique employée. — *a.* Le procédé que nous avons été les premiers avec Laquerrière à employer dans la colite muco-membraneuse, est la galvano-faradisation, qui, avec le dispositif que nous utilisons, est un *procédé de douceur* par excellence, une méthode calmante et sédative de l'irritabilité intestinale et solaire; et de l'activité sécrétoire de l'intestin.

L'intensité du courant galvanique doit être élevée : 60, 80, 100, 150 milliampères; il ne faut guère s'attendre à avoir des résultats avec une intensité au-dessous de 50 milliampères.

Le courant faradique doit être très léger, juste ce qu'il faut pour produire une très légère trémulation de la paroi abdominale, en tout point semblable à celle que produit un massage léger de l'abdomen. Des deux courants du reste, c'est le continu qui agit le plus, aussi parfois nous l'employons sans lui associer le faradique.

Le dispositif est des plus simples : on applique une très large plaque sur l'abdomen qui est ainsi recouvert en entier, une deuxième plaque d'égale grandeur aux lombes, on fait passer progressivement le courant pendant dix à vingt minutes, au bout de ce laps de temps, on ramène l'intensité à zéro.

Ce procédé est à nos yeux le procédé de choix parce qu'il est toléré parfaitement, même par les malades qui ont l'abdomen douloureux.

b. Lorsque les phénomènes de douleur, les crises entéralgiques dominent la scène ; chez les névropathes très irritables, nous conseillons (Laquerrière et Delherm) la galvanisation seule : un très large pôle en terre glaise aux lombes, un autre sur l'abdomen avec des intensités pouvant aller jusqu'à 250 milliampères pendant vingt à trente minutes.

c. Dans quelques cas, enfin nous employons le procédé de Doumer, antérieur au nôtre, auquel nous faisons le reproche d'être moins bien toléré par le malade, quelque peu irritable, ou dont des côlons sont sensibles, parce qu'il est douloureux.

Ce procédé consiste dans l'application d'une électrode de 8 centimètres de diamètre dans chaque fosse iliaque, reliée chacune à un des pôles d'une batterie galvanique. L'opérateur fait passer progressivement un courant de 50, 60, 80,

100 milliampères pendant une minute et, au bout de ce temps, il renverse lentement ou brusquement le courant.

Ce procédé agit surtout, comme le nôtre du reste, par la haute intensité galvanique.

Résultats cliniques. — Les malades traités appartenaient aux formes moyennes et graves, et avaient toujours été traités antérieurement et soumis à un régime par des médecins compétents.

Dans la forme avec prédominance de constipation, la première selle a été obtenue entre la première et la quinzième séance, selon les cas. Les peaux et les glaires disparaissent. L'état général s'améliore. Le poids augmente de 2 à 5 kilos en moyenne.

Dans *la forme alternante*, surtout lorsque les alternances de diarrhée et de constipation sont éloignées, nous avons eu des bons résultats. Quand les alternances sont à court terme, les résultats sont moins constants.

La forme *diarrhéique* ou *pseudo-diarrhéique* est plus rare, nous en avons eu 5 cas dont 3 succès.

Notre première statistique, commune avec Laquerrière, porte sur 29 cas, il y a eu 5 insuccès, 24 à la fin du traitement avaient une selle spontanée quotidienne ou environ 25 selles spontanées par mois. Notre deuxième statistique porte sur 20 malades: 14 à la fin du traitement allaient chaque jour à la selle, 2 étaient très améliorés, 4 n'ont retiré aucun bénéfice du traitement.

Résultats éloignés. — *1re statistique :* De 24 guéris, 16 ont été revus ; il y avait eu seulement deux rechutes complètes, les autres conservaient les résultats, pour quelques-uns depuis plus de trois ans.

2e statistique : 16 malades revus, une rechute totale. Deux rechutes partielles cinq mois après la fin du traitement, arrêtées par cinq ou six séances; 13 ont conservé les résultats acquis, par quelques-uns depuis dix mois. »

TABLE DES MATIÈRES

4966-05. — Corbeil. Imp. Éd. Crété.

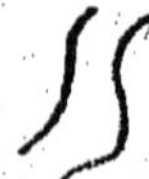

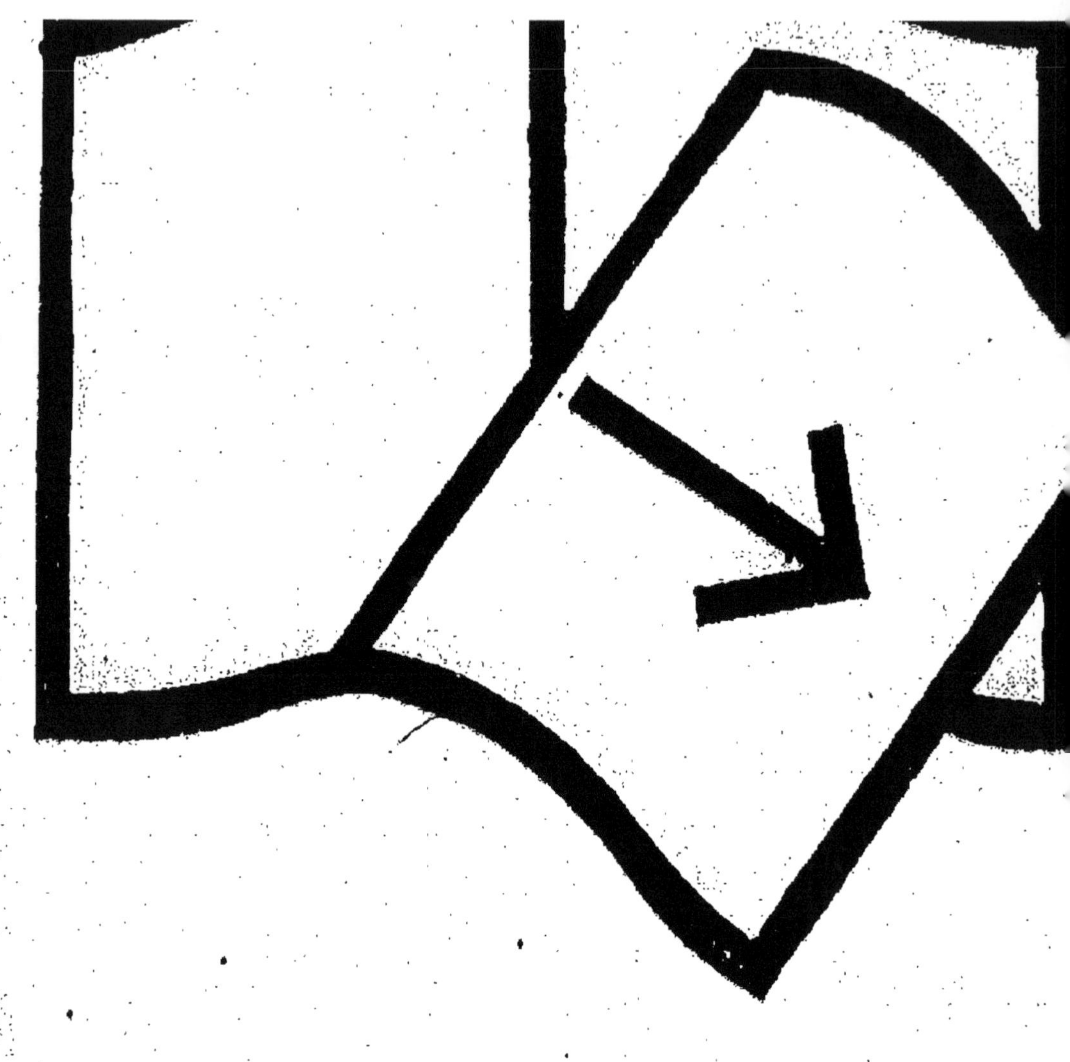

www.ingramcontent.com/pod-product-compliance
Ingram Content Group UK Ltd.
Pitfield, Milton Keynes, MK11 3LW, UK
UKHW012240240726
13966UKWH00003B/1179